外科综合治疗新思维

丁志刚　王　强　丁嘉宁　编著

汕头大学出版社

图书在版编目（CIP）数据

外科综合治疗新思维 / 丁志刚，王强，丁嘉宁编著
. -- 汕头：汕头大学出版社，2022.1
　ISBN 978-7-5658-4596-3

Ⅰ．①外… Ⅱ．①丁… ②王… ③丁… Ⅲ．①外科－
疾病－治疗 Ⅳ．①R605

中国版本图书馆CIP数据核字(2022)第017138号

外科综合治疗新思维
WAIKE ZONGHE ZHILIAO XINSIWEI

编　　著：丁志刚　王　强　丁嘉宁
责任编辑：邹　峰
责任技编：黄东生
封面设计：瑞天书刊
出版发行：汕头大学出版社
　　　　　广东省汕头市大学路 243 号汕头大学校园内　邮政编码：515063
电　　话：0754-82904613
印　　刷：廊坊市海涛印刷有限公司
开　　本：710mm×1000 mm　1/16
印　　张：12.75
字　　数：195 千字
版　　次：2022 年 1 月第 1 版
印　　次：2022 年 7 月第 1 次印刷
定　　价：98.00 元
ISBN 978-7-5658-4596-3

前　言

　　普外科是以手术为主要方法治疗肝脏、胆道、腹部、肛肠、甲状腺、骨科和乳腺等疾病的临床学科，相对于外科其他专科来说，是一门比较成熟的学科，近年来随着现代影像、计算机技术、生物医学工程、分子生物学、微创外科及相关学科的发展，普外科也得到了日新月异的发展。

　　本书是笔者结合多年丰富的临床经验，并参考国内外有关书籍和文章，详细总结、深入思索并加以汇总、提炼而成。论述详尽，内容新颖，科学性与实用性强，系统地介绍了常见普外科疾病的诊断、治疗、预防等。本书适于普外科医师、研究生和高等医学院校师生以及相关医务人员学习参考。

　　尽管我们倾尽全力编写此书，由于能力所限，因此难免有一些疏漏和缺点，期望读者予以批评指正，也欢迎各位医生在使用本书的过程中不断提出意见和建议，以供今后修订时参考。

目　录

第一章　外科营养

第一节　概述

外科营养不单纯是提供营养，更重要的是使细胞获得所需的营养底物进行正常或近似正常的代谢，以维持其基本结构，达到有利于患者康复的目的。主要包括两方面的内容：①外科手术作为对机体的一种创伤，可引起一系列内分泌及代谢的改变。这一改变虽有利于机体对创伤的耐受，但已导致机体内物质的高度消耗。因此，保证术前的患者有足够的物质储备，以利于耐受手术，是外科营养需要解决的课题。②在机体经受手术后，短期的高度消耗，需要及时补充营养，使机体尽快获得正氮平衡，减少感染和并发症的发生，以利于伤口（或切口）迅速愈合，全身康复，这是外科营养的又一需要解决的重要课题。

一、外科患者的营养物质需求

（1）热能：热能的需要量是基础代谢、体力活动和食物特殊动力作用的总和。

一般中等体重的住院准备手术的患者，体力活动减少，若仅仅起来坐在床边活动，则仅需增加基础代谢的 10% 左右；若能起床活动，则增加基础代谢的 20%～25%；安静卧床发热的患者，则体温每升高 1℃，增加基础代谢的 13%。明显消瘦的患者，应按其理想体重计算。

术后无并发症时，热能需要量略高于术前，约增高 10%；若有腹膜炎等并发症，则需增加 20%～25%。

（2）糖类（碳水化合物）：是供给热能最经济的物质，并且体内某些组织主要利用糖类作为热能来源，如红细胞、骨髓、周围神经和肾上腺髓质，以及为创伤愈合所必需的成纤维细胞和吞噬细胞也利用葡萄糖作为主要热能来源。故糖类应占总热能的 60%～70%。正常健康人（70 kg 体重者）每日摄入糖类若少于 3780 kJ（900 kcal），则从膳食中摄入的蛋白质也一起被作为燃料消耗掉。故对健康人或外科患者都应摄入充裕的糖类。术前若获得充裕的糖类，还有保护肝脏的作用，有利于患者对手术的耐受。术后补充糖类，一方面是因为糖类最易消化吸收，对术后的消化功能欠佳者尤为适宜；另一方面是可以节省蛋白质，有利于机体转入正氮平衡和康复。

（3）脂肪：较糖类难以消化吸收。但由于脂溶性维生素 A、维生素 D、维生素 E、维生素 K 等需与脂肪一起被吸收，并且适量的脂肪可改善食物的口味，故膳食中应含有一定量的脂肪，以占总热量的 20%～30% 为宜。但对肠胃功能不好的外科患者，脂肪摄入量应降低。但也应考虑到必需脂肪酸的需要（特别是长时间依靠肠外营养的患者）。在脂肪的品种上，应选择中链三酰甘油（甘油三酯），而不选择长链三酰甘油。因前者较后者易于消化吸收，可直接进入门静脉（无须经乳糜管、淋巴管系统）至肝脏，也易于氧化。

（4）蛋白质：成人蛋白质需要量应占总热量的 10%～15%，75%～80% 的外科患者需进高蛋白膳食。每日以 150～200 g 为宜，并应注意蛋白质的质量。若术前患者已有营养不良，且血浆白蛋白含量低于 3%，则应推迟手术 1～2 周，先积极补充蛋白质和营养，改善体质。

蛋白质营养对外科患者有特别重要的意义，应充分保证其数量和质量。在术后反应期，应在各种必需氨基酸的基础上特别考虑支链氨基酸的供给，以满足体内糖原异生作用的需要，从而减少肌蛋白的消耗；在伤口愈合和全身康复阶段，应考虑到伤口愈合特别需要的含硫氨基酸以及胶原中含量高的各种氨基酸。

（5）维生素：对手术前已有维生素缺乏的患者，术前即应充裕地补充。对于本来营养状况良好的患者，术后，脂溶性维生素的供给不必超过正常需要量太多。水溶性维生素则以 2～3 倍于正常需要量来供给较为合适。Pauling

提出，维生素日摄入量不应停留在推荐膳食供应量（RDA），而应以能使多数人维持最佳营养状态，对防病治病最有效的摄入量为指标；认为维生素 B_1 的摄入量应为推荐膳食供应量的 3 倍，维生素 C 应摄入推荐膳食供应量的 50 倍。鉴于水溶性维生素的毒性很低以及体内不易储存，目前外科患者的每日推荐量皆稍高：维生素 B_1 5～10 mg，维生素 B_2 5～10 mg，烟酰胺 100 mg，泛酸 20 mg，吡多醇 4 mg，叶酸 400 μg，维生素 C 500 mg 以上。

鉴于脂溶性维生素补给过多易出现毒性作用，并且脂溶性维生素可在肝脏中储存，因此，对于营养状况良好的患者，术后一般不予额外补充。但对骨折患者可考虑或适当补充维生素 D。对肝、胆外科患者，有阻塞性黄疸时或肠道手术前用磺胺药或抗生素时，因改变了肠道菌丛，减少了肠道细菌合成维生素 D，都应注射维生素 K。

（6）无机盐及微量元素：创伤后随着尿氮的丢失，铁、钾、镁、锌、硫及磷的排出都增加，排出量及持续时间，随创伤严重程度而异，术后及康复期皆应注意适当补充。除前已述及者外，尚应特别注意补钾，因为缺钾常见于慢性消耗性疾病、营养不良、长期负氮平衡、胃肠液丢失的患者。若术前即有以上情况，术后康复阶段，需要在饮食中增加钾的含量。

二、患者营养状态评估

由于不良的营养状态直接影响外科疾病的发展，而且营养不良被证实与术后并发症和病死率上升有关，营养支持尤其是 TPN，不但价格昂贵，而且会由于应用不当而对患者造成损害，不加选择地进行营养支持是禁忌的，因此，手术期的风险评估应该包括营养评价。营养状态评估的目的就是筛选出那些可能从营养支持中获益的患者。这种评估提供了患者营养不良的严重程度及持续发展的危险性。

（1）临床指标：完整的病史采集和详细的体格检查是所有营养状态评估指标中最基本的项目。冗长的病程若伴有明显的厌食、吞咽困难、恶心呕吐、腹泻或不自觉地体重丢失，常表现为临床上的营养不良。近期进行性的、不自觉的体重丢失是临床上判断营养不良严重程度和潜在危险的指征。

体重是最常用的体格检查项目，其主要决定于患者体内的水合状态，并不代表身体内各种组织的组成。所以体重改变不能准确反映患者营养状况的变化。体重指数（BMI）［体重（kg）/身高^2（m^2）］被认为是一个有用的指标。它不受性别影响，而且包括了身高的因素，BMI少于18被认为是中度或重度的营养不良。连续的体重测定可作为瘦体组织增加或减少的可信指标。

皮褶厚度能有效反映肿瘤患者的脂肪贮积，由于其简单性和非侵入性的特点，在临床上已被广泛用于身体脂肪的测量。皮褶厚度由双层皮肤和皮下脂肪组成，测量部位：肱二头肌、肱三头肌、肩胛下、髂骨上，临床上常用测量部位为肱三头肌。我国尚无群体调查的理想数值，可采用患者治疗前后的对比值。

上臂肌肉周径可判断机体无脂肉质的储存，临床上常用的测量部位为肱三头肌，以软尺先测量臂的围径，上臂肌肉周经（cm）＝臂围经（cm）－肱三头肌皮肤褶厚度（cm）×3.14。

（2）实验室检查：检查内脏蛋白质的状况有助于诊断营养不良及程度，常用的内脏蛋白质的实验室检测包括人血白蛋白、转铁蛋白、前白蛋白和视黄醇结合蛋白。白蛋白在肝脏合成，其半衰期为20天，正常血清浓度为3.5～5 mol/L，众多的研究显示，人血白蛋白水平下降与术后并发症和病死率上升有关。白蛋白作为营养指标有以下不足：

①白蛋白水平代表内脏蛋白水平，有平稳的合成速度，不适宜用于急性病期；

②较长的半衰期不能反映急性营养改变；

③血清水平下降，还见于营养不良以外的多种情况；

④血清水平受体内水整合状态和重新分布的影响。

尽管如此，测定白蛋白水平，依然是最常用的反映内脏蛋白质合成的指标。转铁蛋白具有半衰期短的特点，细胞外储存量仅4 mg，被认为是测定蛋白质量的变化的一项较敏感指标，能比白蛋白更好、更快地反映蛋白和能量的变化。视黄醇结合蛋白（RBP）和甲状腺素结合前白蛋白（TBP），合成场所也在肝脏，TBP与RBP在血液循环中成1∶1的比值，且半衰期短（RBP为10～12小时，TBP为2～3天），这些蛋白能立即反映肝脏的蛋白质合成状况，为评价患者的营养状态提供信息。

一些研究者发现外科患者术后并发症和病死率的增高与免疫抑制有关，衡量营养不良对免疫抑制的影响以及疾病本身对免疫功能的损害程度是非常困难的，尽管营养不良可影响抗体生成和细胞免疫能力，但对细胞免疫损害较早，也较为严重。评价细胞免疫功能可用皮肤抗原的迟发型超敏反应（DTH），用来诱导 DTH 反应的抗原包括：①提纯的蛋白类物质。②念珠菌。③链激酶/链道酶。④毛发癣菌素。⑤流行性腮腺炎皮肤抗原。⑥二硝基氯苯（DNCB）。测定方法是将抗原注射到真皮中，经 24～48 小时，观察结果：硬结直径＞5 mm 者为阳性，对所有抗原的刺激均无硬结者可判断为无反应性。评价体液免疫常用总淋巴细胞计数，正常值为 1500/mm³，营养不良者常下降。但是影响这些指标的因素较多，特异性较差。

大部分临床医师能有效地评价患者的营养状况，最合适的营养不良检查方法同时也应是方便使用的方法，另有一些用数学公式和实验室测量技术衍化的营养估价方法，可能对病情的归类和临床研究分级有利，却对临床上营养补偿无良好的指导意义。

所有需要进行外科治疗的患者都应该进行营养状况的评价，没有或仅有轻度营养不良的患者只需进行膳食调整，中度营养不良的患者应予营养补充，而重度营养不良的患者应请营养学专家会诊做进一步的营养评估及营养支持。

三、营养不良的类型

根据全面营养评定的结果，可以了解患者是否存在营养不良，营养不良的严重程度，并判定营养不良的类型。营养不良主要有 3 类：

（1）蛋白质营养不良（低蛋白血症性营养不良）　营养良好的患者在严重疾病时，因应激状态下的分解代谢增强和营养素的摄取不足，致人血白蛋白、转铁蛋白降低，细胞免疫及总淋巴细胞计数也降低，但人体测量的数值（BMI、肱三头肌皮褶厚度，上臂肌围）正常，临床上易忽视，只有通过内脏蛋白和免疫功能的测定才能诊断。

（2）蛋白质-能量营养不良　机体由于蛋白质-能量摄入不足而逐渐消耗肌肉组织与皮下脂肪，是临床上易于诊断的一种营养不良，表现为体重下降，人体测量数值均降低，但人血白蛋白可维持在正常范围。

（3）混合性营养不良　由于长期营养不良而出现上述两种营养不良的某些特征，是一种非常严重的、危及生命的营养不良。骨骼肌及内脏蛋白均有下降，内源性脂肪与蛋白质储备空虚，多种器官功能受损，感染及并发症的发生率增高。

第二节　临床营养支持指征

营养支持的主要目的是改善患者的临床预后，其作用包括：①避免由于饥饿所造成的损害。②纠正由于疾病或治疗所造成的营养、代谢障碍。③维持机体组织储存及体重，改善生理功能及精神状况。④尽量减少由于分解代谢所造成的机体蛋白质等组织的分解，促进合成代谢并增加体重。⑤加速机体康复，缩短住院时间，提高患者生活质量。因此，原则上凡是因各种原因在一段较长时间内（超过一周）不能正常进食或饮水，均为需要临床营养支持的指征。

一、肠外营养支持的适应证

凡是需要营养支持，但又不能或不宜接受肠内营养支持的患者均为肠外营养支持的适应证。实际上临床上遇到的具体患者往往情况十分复杂，营养支持的有效性受许多因素的影响，包括原发病的严重程度、病程的长短，以及并发症的存在等。此外，某些疾病的不同阶段所接受的营养支持方式也会有所不同。因此，我们认为下列情况下可考虑应用肠外营养：①由于以下情况无法进食或通过消化道吸收营养物质者：广泛小肠切除，小肠疾病，放射性肠炎，严重腹泻，顽固性呕吐。②接受大剂量放、化疗的营养不良者。③进行骨髓移植者。④无法进行或不能耐受肠内营养的重症胰腺炎者。⑤消化道功能障碍的严重营养不良者。⑥营养不良的获得性免疫缺陷性疾病患者或存在并发症（如顽固性腹泻、并发其他感染、接受化疗）的获得性免疫缺陷性疾病者。⑦严重分解代谢状态下患者（如颅脑外伤、严重创伤、严重烧伤），在5~7天内无法利用其胃肠道者。

二、肠内营养支持的适应证

理论上，患者因原发疾病或因治疗的需要而不能或不愿经口摄食，或摄食量不足以满足机体合成代谢的需要时，只要患者胃肠道能够耐受肠内喂养，均可考虑采用肠内营养支持。临床实践中，具体有以下几种情况适合肠内营养：①意识障碍、某些神经系统疾病所致的昏迷患者，老年痴呆不能经口进食或精神失常、严重抑郁症、神经性厌食者等。②吞咽困难和失去咀嚼能力的患者。③上消化道梗阻或手术后患者。④严重创伤、大面积烧伤、严重感染等患者，虽可经口摄食但摄入量不足。⑤消化道瘘患者，一般适用于低流量瘘或瘘的后期，所提供的营养素不致从瘘口流出的患者。⑥营养不良者的术前准备。⑦炎性肠道疾病患者，当病情逐渐缓解，小肠功能适当恢复且能耐受肠内营养制剂时。⑧短肠综合征的肠道代偿阶段。⑨胰腺疾病病情稳定、肠道功能恢复后。⑩慢性消耗性疾病、恶性肿瘤放疗、化疗患者及免疫缺陷性疾病者等患者。肠外营养的补充或过渡：由于长期肠外营养会导致肠道结构及功能损害，因而临床上常采用逐渐减少肠外营养用量，同时逐步增加肠内营养，最终过渡到经口进食。

第三节 肠外营养的实施

肠外营养是临床营养支持的重要组成部分，自从1968年Dudrick首次通过中心静脉进行营养支持以来，经过几十年的临床实践，肠外营养从理论、技术到营养制剂都得到了很大的发展，取得了显著成就。目前，肠外营养已被临床普遍接受，其疗效也得到大家的共识，已成为临床上肠功能衰竭患者及危重患者治疗中必不可少的措施之一。

一、营养制剂

肠外营养的营养素包括水、碳水化合物、氨基酸、脂肪、电解质、维生素和微量元素，临床上必须根据患者实际需要、代谢情况准确地给予，因为接受肠外营养的患者不能控制营养素的吸收，所有经静脉给予的营养素均参与代谢或排泄。

（1）碳水化合物制剂 碳水化合物主要生理功能是提供能量，此外，碳水化合物还参与构成人体代谢过程中的一些重要物质，如 DNA、RNA、ATP和辅酶等。葡萄糖是目前临床上肠外营养中最主要的碳水化合物，葡萄糖制剂来源丰富，价廉，无配伍禁忌，最符合人体生理要求，能被所有器官利用，其省氮效应早已被肯定，是临床上应用最多的能源物质。人体对葡萄糖代谢的最大利用率一般约为 6 mg/（kg·min），超量后易引起高血糖和糖尿，长期过量输入会转化成脂肪沉积在肝等内脏和组织。严重应激状态下患者，会产生葡萄糖氧化障碍和胰岛素阻抗，此时每日葡萄糖供给量应少于 250～300 g为宜，输入速度应少于 3～4 mg/（kg·min），以避免因葡萄糖摄入过量所致的代谢副作用。目前临床上常用的葡萄糖制剂的浓度为 5%～50%。

（2）氨基酸制剂 氨基酸是肠外营养时的氮源物质，输注氨基酸液的目的是提供机体合成蛋白质所需的底物。由于各种蛋白质都由特定的氨基酸组成，因此输入的复合氨基酸液中氨基酸的配比应该合理，缺少某种（些）氨基酸或其含量不足，则氨基酸的利用率和蛋白质的合成受到限制，从而影响肠外营养的疗效。目前市场上有不同浓度、不同配方的氨基酸溶液，成人常规使用的氨基酸溶液中含 13～20 种氨基酸，包括所有必需氨基酸。氨基酸的浓度也有 3%、5%、7%、8.5%、10%，甚至更高浓度等多种。临床上在选择氨基酸制剂时最好应用含氨基酸种类较齐全的溶液，高浓度的氨基酸产品适用于需要氮量但又需要限制液体摄入量的患者。

（3）脂肪乳剂制剂 脂肪乳剂是肠外营养中理想的提供能量、生物合成碳原子及必需脂肪酸的静脉制剂，它具有能量密度高、等渗、不从尿排泄、富含必需脂肪酸、对静脉壁无刺激、可经外周静脉输入、不需要胰岛素、无高渗性利尿等优点，脂肪乳剂与葡萄糖合用还可起到省氮效应。

（4）电解质制剂 电解质是体液和组织的重要组成部分，对维持机体水、电解质和酸碱平衡，保持人体内环境稳定，维护各种酶的活性和神经、肌肉的激应性及营养代谢的正常进行均有重要作用。肠外营养支持中应给予适量电解质，患者对电解质的需要量变化较大，每日的补给量不是固定不变的，需根据临床综合分析后确定。现有的电解质制剂一般均为单一制剂。主要是各种浓度的氯化钠、氯化钾、碳酸氢钠溶液及葡萄糖酸钙、氯化钙、硫酸镁及乳酸钠溶液。必要时也可使用谷氨酸钠和谷氨酸钾制剂。无机磷制剂（磷酸二氢钾、钠等）虽可用来补充磷，但在配制营养液时如与钙、镁离子相混合则可产生沉淀，输入后将引起不良反应。有机磷制剂格利福斯（Glycophos）的成分是甘油磷酸钠，不会产生上述的沉淀问题。

（5）维生素制剂 维生素是维持人体正常代谢和生理功能所不可缺少的营养素。目前临床上有多种水溶性维生素制剂和脂溶性维生素制剂，这些制剂每支中的维生素含量可满足成人每日的需要量。近年来出现了多种专供静脉用的复合维生素制剂，既含有水溶性又含有脂溶性维生素，临床应用方便。它们不能直接静脉注射，需临用前加入 500～1000 mL 输液或全合一营养液中稀释后作静脉滴注。

（6）微量元素制剂 现已有供成人用的复方微量元素制剂安达美（Addamel N），内含 9 种微量元素（铬、铜、锰、钼、硒、锌、氟、铁及碘），每支含量为成人每日正常的需要量。另有专供儿科患者用的微量元素制剂哌达益儿（Ped-el），内含钙、镁、铁、锌、锰、铜、氟、碘、磷、氯 10 种元素。

二、肠外营养液的配制

肠外营养由碳水化合物、脂肪乳剂、氨基酸、水、维生素、电解质及微量元素等基本营养素组成，以提供患者每日所需的能量及各种营养物质，维持机体正常代谢，改善其营养状况。临床上，在实施肠外营养支持时，为使输入的营养物质在体内获得更好的代谢、利用，宜将各种营养剂混合后输注，尤其是氨基酸应和能源物质同时输入体内，以利于前者合成蛋白质以免作为供能物质。为此，近年来在临床上配制和使用肠外营养液时多主张采用全合一营养液混合方法（total nutrient admixture，TNA，all-in-one），即将患者全日所需的各种营养物质注入3升袋中混合后再作静脉输注。

肠外营养液的配制需要一个洁净、无菌的环境，为此，需要建立肠外营养液配制中心（室），肠外营养液的配制必须在层流洁净房间和层流超净工作台内操作完成。此外，肠外营养配制室需要建立一套严格的规章制度，以确保安全、有效地开展工作。

全合一营养液的配制步骤如下：首先按医嘱或营养配方单准备好药剂，将电解质、微量元素、水溶性维生素、胰岛素加入葡萄糖液（或氨基酸）中，将磷酸盐加入另一瓶氨基酸液中，脂溶性维生素加入脂肪乳剂中。然后将已加入添加剂的葡萄糖液、氨基酸液经配套的输液管灌入3升袋内混合，最后将脂肪乳剂灌入3升袋中。应不间断地一次完成混合、充袋，并不断轻摇3升袋，使混合均匀，充袋完毕时尽量挤出袋中存留的空气。配制好的TNA液应在室温条件下24～48小时内输注，暂不使用时要置于4℃保存。配制过程中避免将电解质、微量元素直接加入脂肪乳剂内，磷制剂和钙制剂未经充分稀释不能直接混合。全合一营养液中葡萄糖的最终浓度应<25%，钠、钾离子的总量要<150 mmol/L，钙、镁离子的总量<4 mmol/L，应含有足量的氨基酸液，不应加入其他药液。

近年来随着新技术、新型材质塑料不断问世，肠外营养混合技术也有较大发展，出现了标准化、工业生产的肠外营养袋，可用于营养液配制、储存。新型肠外营养袋中有分隔腔，形成两腔袋或三腔袋形式，各个腔中装有各种营养成分，这些成分的混合非常容易，只需将营养袋撕开即可混合而成。通常两腔袋中含有氨基酸和葡萄糖溶液，有或没有电解质。三腔袋分别含有氨基酸、葡萄糖和脂肪乳剂，混有电解质。无论是两腔袋还是三腔袋，内含的各种营养成分都是标准配方，只有在需要时，才在袋中添加维生素、微量元素和其他所需的成分。标准化多腔肠外营养液可在常温下保存24个月，避免了医院内配制营养液的污染问题。目前临床上有多种不同规格的产品，能够满足大多数不同营养需求患者的需要，也可安全、便捷地经中心静脉或经周围静脉输注。

三、肠外营养途径

在实施肠外营养支持的过程中，正确的静脉输注途径的选择是肠外营养支持能得以顺利实施的前提。肠外营养的输入途径主要有中心静脉和周围静脉，中心静脉管径粗、血流速度快、血流量大，对渗透压的耐受性好，输入的液体可很快被稀释而不致对血管壁刺激，不易产生静脉炎和形成静脉血栓。中心静脉对输注液体的浓度和酸碱度的限制小，能在单位时间内快速输入机体所需的大量液体，并可在 24 小时内进行持续不断地输注，因此，能最大限度地按机体的需要以较大幅度调整输入液体的量、浓度及速度，保证供给机体所需的热能和各种营养素。中心静脉穿刺置管后可供长期输液用，使患者免遭反复静脉穿刺带来的痛苦。因此，对需较长时间肠外营养支持者或因有较多额外丢失、处于显著高代谢状态以致机体对营养物质的需求量大为增加者则宜采用中心静脉途径输液。周围静脉输注具有应用方便、安全性高、并发症少而轻等优点，一般适用于预期只需短期（不超过 2 周）肠外营养支持的患者或接受部分肠外营养支持（输注营养素的量较少）的患者。

（1）中心静脉途径　目前临床上常用的中心静脉置管途径有：①经皮穿刺颈内静脉置管。②经锁骨下区穿刺锁骨下静脉置管。③经锁骨上区穿刺锁骨下静脉置管。④经皮穿刺颈外静脉置管或切开颈外静脉置管。⑤经头静脉或贵要静脉插入中心静脉导管（PICC）。

（2）周围静脉途径　周围静脉大多数选择上肢的末梢静脉，如前臂近端或肘前窝的周围静脉。下肢周围静脉由于容易发生血栓性静脉炎，而且不利于患者活动，因而不适合用作肠外营养。无论选择何处静脉，为减少血栓性静脉炎的发生，应尽量选择直径较粗的静脉。经周围静脉途径肠外营养时为使患者免受频繁穿刺静脉的痛苦和减少穿刺针机械刺激所致的静脉炎和静脉血栓形成，可应用塑套式静脉留置套管针。

四、肠外营养液的输注

肠外营养的输注有持续输注法和循环输注法两种，持续输注是指营养液在 24 小时内持续均匀输入到体内。由于各种营养素同时按比例输入，对机体氮源、能量及其他营养物质的供给处于持续状态，胰岛素分泌较稳定，血糖值也较平稳，对机体内环境的影响较少。一般在肠外营养早期尤其是在探索最佳营养素量阶段都采用持续输入法，患者易适应。持续输注营养液时，胰岛素分泌持续处于高水平状态，阻止了脂肪分解，促进脂肪合成，并使葡萄糖以糖原形式储存在肝脏，因此常出现脂肪肝和肝肿大，有时出现高胆红素血症，这对于需长期肠外营养支持患者不利。循环输注法是持续输注营养液稳定的基础上缩短输注时间，使患者有一段不输液时间，此法适合于病情稳定、需长期肠外营养支持，而且肠外营养素量无变化的患者。实施循环输注应当有一个过渡期，逐渐进行，要监测机体对葡萄糖和液体量的耐受情况，避免血糖变化。

肠外营养液输注速度的控制是一个非常重要的问题，输注速度不均匀可引起患者血糖水平的明显波动，不利于营养物质的吸收和利用，甚至发生严重的代谢并发症。我们推荐应用静脉输注泵实施肠外营养液的输注，按照实际需要进行调控。

五、肠外营养并发症监测与防治

临床上常见的肠外营养的并发症主要有静脉导管相关并发症、代谢性并发症、脏器功能损害及代谢性骨病等。

（1）静脉导管相关并发症　静脉导管相关并发症是肠外营养常见并发症，可分为非感染性并发症及感染性并发症两大类，前者大多数发生在中心静脉导管放置过程中，多与置管操作不当有关，常发生的并发症有：气胸、空气栓塞、血肿形成、胸腔或纵隔积液、动脉和静脉损伤、导管栓塞、导管位置不当、胸导管损伤、颈交感神经链、臂丛神经损伤或膈神经损伤等。也有少数是长期应用、导管护理不当或拔管操作所致，如导管脱出、导管扭折或导管折断、导管漏液、衔接部脱开、导管堵塞等。感染性并发症主要指中心静脉导管相关感染。

（2）代谢性并发症　肠外营养时可发生糖代谢紊乱，肾前性氮质血症，必需脂肪酸缺乏症，高甘油三酯血症，水、电解质及酸碱平衡紊乱，维生素及微量元素缺乏症等代谢性并发症。

（3）脏器功能损害　肝脏损害是肠外营养中常见的并发症，其原因与长期过高的能量供给，葡萄糖、脂肪与氮量的提供不合理，胆汁淤积及某些营养制剂中的某些成分有关。早期这种肝损害往往是可逆的，主要表现为肝酶谱不同程度的升高，部分患者同时出现高胆红素血症，停用肠外营养或减少用量后肝功能大都可恢复正常。长期应用全肠外营养的患者或不适当应用，可导致肝功能不全和肝硬化，重者可引起肝衰竭及死亡。

胆泥淤积和胆囊结石是肠外营养另一常见并发症，这主要是长期肠外营养使肠道处于休息状态，肠道激素的分泌受抑制所致。胆囊或胆道系统结石的形成还可能进一步诱发急性胆囊炎、急性胰腺炎和胆道感染等并发症。此外，长期肠外营养时由于胃肠道长时间缺乏食物刺激，导致肠黏膜上皮绒毛萎缩、变稀，皱褶变平，肠壁变薄，肠道激素分泌及动力降低，小肠黏膜细胞及营养酶系的活性退化，肠黏膜上皮通透性增加，肠道免疫功能障碍，以至于肠道黏膜的正常结构和功能损害，导致肠道细菌易位而引起肠源性感染，甚至导致肠源性脓毒症。

部分长期肠外营养患者出现骨钙丢失、骨质疏松、血碱性磷酸酶增高、高钙血症、尿钙排出增加、四肢关节疼痛，甚至出现骨折等表现，称之为代谢性骨病。

总而言之，肠外营养可产生各种并发症或副作用，在临床实施中应注意密切监测，尽可能避免或预防其发生，一旦发生应及时处理，以确保肠外营养得以继续和安全实施。

第四节　肠内营养的实施

肠内营养是一种简便、安全、有效的营养支持方法，与肠外营养相比，它具有比较符合生理状态，能维持肠道结构和功能的完整，费用低，使用和监护简便，并发症较少，以及在摄入相同热量和氮量情况下节氮作用更明显等诸多优点。临床上，肠内营养的可行性取决于患者的胃肠道是否具有吸收所提供的各种营养素的能力，以及胃肠道是否能耐受肠内营养制剂。只要具备上述两个条件，在患者因原发疾病或因治疗的需要而不能或不愿经口摄食，或摄食量不足以满足机体合成代谢的需要时，均可考虑采用肠内营养支持。

一、肠内营养制剂的特性及选择

目前，市场上肠内营养制剂的种类多达 100 多种，容易引起混淆，但根据其组成分类，肠内营养制剂则可分为要素型肠内营养制剂、非要素型肠内营养制剂、组件型肠内营养制剂和特殊应用型肠内营养制剂 4 类。

（1）要素型肠内营养制剂　要素型肠内营养制剂（elemental diet）是氨基酸或多肽类、葡萄糖、脂肪、矿物质和维生素的混合物。

（2）非要素型肠内营养制剂　非要素型肠内营养制剂（non-elemental diet）以整蛋白或蛋白质游离物为氮源，渗透压接近等渗（300～450 m Osm/L），口感较好，口服或管饲均可，使用方便，耐受性强。此类制剂根据其蛋白质来源、是否含乳糖或膳食纤维又可分为含牛奶配方、不含乳糖配方及含膳食纤维配方。此类制剂适于胃肠道功能较好的患者，是临床上应用最广泛的肠内营养制剂。

（3）组件型肠内营养制剂　组件型肠内营养制剂（module diet）是仅以某种或某类营养素为主的肠内营养制剂。它可对完全型肠内营养制剂进行补充或强化，以弥补完全型肠内营养制剂在适应个体差异方面不够灵活的缺点。组件型肠内营养制剂主要包括蛋白质组件、脂肪组件、糖类组件、维生素组件和矿物质组件。

（4）特殊应用型肠内营养制剂　近年来，市场上出现了根据某些疾病特征制造的肠内营养制剂，主要有：①创伤用肠内营养制剂。②糖尿病用肠内营养制剂。③肿瘤用肠内营养制剂。④肺疾患专用肠内营养制剂。⑤婴儿用制剂。⑥肝衰竭用制剂。⑦肾衰竭用制剂。

二、肠内营养途径选择及管饲技术操作

肠内营养的输入途径有口服、鼻胃及鼻十二指肠管、空肠管、胃造口、空肠造口等多种，具体投给途径的选择则取决于疾病情况、喂养时间长短、患者精神状态及胃肠道功能。不同途径的适应证、禁忌证及可能出现的并发症均不同，因而临床上应根据具体情况进行选择。

（1）鼻胃及鼻十二指肠、空肠管置管方法　鼻胃或鼻肠置管进行肠内营养简单易行，是临床上使用最多的方法。鼻胃管喂养的优点在于胃的容量大，对营养液的渗透压不敏感，适合于各种完全性营养配方。缺点是有反流与吸入气管的危险，长期使用者可出现咽部红肿、不适，增加呼吸系统并发症等。因此，鼻胃或鼻肠置管喂养不适合需长期进行肠内营养支持的患者。

（2）胃造瘘术　胃造瘘术常用于较长时间不能经口进食者，这种方法接近正常饮食，能供给人体所需要的营养物质，方法简便。具体方法有：①剖腹胃造瘘术。②经皮内镜辅助的胃造瘘术（percutaneous endoscopic gastrostomy，PEG）：PEG 是近年来发展起来的新型胃造瘘方法，具有不需剖腹与麻醉，操作简便、创伤小等优点，适合于需长期肠内营养患者，目前已广泛用于临床。

（3）空肠造瘘术　空肠造瘘是临床上肠内营养支持重要途径之一，其优点为：①因液体反流而引起的呕吐和误吸发生率低。②肠道营养与胃、十二指肠减压可同时进行，对胃、十二指肠外瘘及胰腺疾病患者尤为适宜。③喂养管可长期放置，适用于需长期营养支持患者。④患者可同时经口摄食。⑤患者无明显不适，机体和心理负担小，活动方便，生活质量好。

空肠造瘘具体方法有：①剖腹空肠造瘘术。②经皮内镜空肠造瘘术

（percutaneous endoscopic jejunosto-my，PEJ）：采用与 PEG 相同方法置管，将空肠造瘘管置于胃中，再由胃镜将导管向远端送入十二指肠或空肠。

三、肠内营养的投给方式

临床上肠内营养的输注方式有一次性投给、间歇性重力滴注和连续性经泵输注 3 种方式。具体采用哪种方法取决于营养液的性质、喂养管的类型与大小、管端的位置及营养素的需要量。

（1）一次性投给：将配好的营养液或商品型液体肠内营养借注射器缓慢地注入喂养管内，每次 200 mL 左右，每日 6～8 次。该方法可于胃造瘘需长期家庭肠内营养患者，因为胃的容量较大，对容量及渗透压的耐受性较好。由于该方法常常会引起腹胀、腹泻、恶心、呕吐等症，临床上住院患者已很少使用。

（2）间歇性重力输注：将配制好的营养液置于输液瓶或塑料袋中，经输液管与肠道喂养管连接，借重力将营养液缓慢滴入胃肠道内，每次 250～400 mL 左右，每日 4～6 次。此法临床上常用，其优点是患者有较多的自由活动时间，类似正常饮食。但由于肠道蠕动或逆蠕动的影响，常会引起输注速度不均和胃肠道症状。

（3）连续经泵输注：应用输液泵连续 12～24 小时均匀持续输注。目前临床上多主张采用此方式进行肠内营养支持。临床实践表明，连续经泵滴注时，营养素吸收较间歇性输注佳，大便次数及大便量也明显少于间歇性输注，患者胃肠道不良反应也较少，营养效果好。

肠内营养液的输注刚开始数天（1～3 天），应该让胃肠道有一个逐步适应、耐受肠内营养液过程。开始时采用低浓度、低剂量、低速度，随后再逐渐增加营养液浓度、滴注速度以及投给剂量。一般第 1 天用 1/4 总需要量，营养液浓度可稀释 1 倍，如患者能耐受，第 2 天可增加至 1/2 总需要量，第 3、4 天增加至全量。肠内营养液开始输注时速度宜慢，速率一般为 25～50 mL/h，以后每 12～24 小时增加 25 mL/h，最大速率为 125～150 mL/h，严格控制输注速度十分重要。输入体内的营养液的温度应保持在 37℃左右，过凉易引起胃肠道并发症。对此可采用两种方法使过凉的营养液复温，一种采用电热加温器，另一种简易的方法是暖水瓶加温法。

四、肠内营养并发症监测与防治

尽管肠内营养是一种简便、安全、有效的营养支持方法，但如果使用不当，也会发生一些并发症，增加患者痛苦且影响疗效。临床上常见的肠内营养的并发症主要有机械方面、胃肠道方面、代谢方面及感染方面的并发症。

（1）机械性并发症 机械性并发症与喂养管的质地、粗细以及置管方法及部位有关。主要有鼻、咽及食管损伤，喂养管堵塞，喂养管拔出困难，造口并发症等。

（2）胃肠道并发症 胃肠道方面的并发症是肠内营养支持过程中最常见的并发症，也是影响临床肠内营养支持实施普及的主要障碍。恶心、呕吐、腹泻、腹胀、肠痉挛等症状是临床上常见的消化道症状，这些症状大多数是能够通过合理的操作来预防和及时纠正处理。

（3）代谢性并发症 代谢并发症的发生常与营养液的质量，管理、监测系统是否完善有关。代谢方面的并发症主要有水、电解质及酸碱代谢异常，糖代谢异常，微量元素代谢异常，维生素及脂肪酸的缺乏，各脏器功能异常。

（4）感染性并发症 感染是肠内营养时的另一种并发症。造成感染的因素和环节是多方面的，主要与营养液的误吸和营养液污染有关。吸入性肺炎是肠内营养支持中最严重的并发症，常见于幼儿、老年患者及意识障碍患者，其发生率 1%～4%。防止胃内容物潴留及反流是预防吸入性肺炎的基础，具体措施有：①对易引起吸入性肺炎的高危患者应采用幽门后途径进行喂养。②输注营养液时始终使床头抬高 30°～45°。③输注肠内营养液时应注意输注速度，肠内营养液量、浓度及输注速度应逐步递增，使肠道逐步适应。④及时检查和调整营养管头端的位置，防止喂养管卷曲或滑出至食管内。⑤经常检查胃潴留情况，一旦胃潴留量＞100 mL 应暂停肠内营养。

一旦发现患者有吸入胃内容物征象时应立即采取以下措施：①立即停止肠内营养液的输注并吸尽胃内容物。②立即行气管内吸引，尽可能吸出吸入

第二章　外科感染

第一节　疖

疖是致病菌侵入单个毛囊或所属皮脂腺的急性化脓性感染。多个疖同时或反复发生时，称疖病。

一、诊断

（1）在毛囊或皮脂腺处出现红、肿、痛的硬结，逐渐扩大，顶部出现黄白色脓头。

（2）若多个疖反复发生或在身体的某一部位，且有经久不易治愈者，称为疖病。疖病常与糖尿病、贫血、湿疹等有关。

（3）如发生在口鼻三角区的疖，易引起感染扩散，危险性较大，应引起注意。

（4）小的疖无全身症状，大的疖尤其是口鼻三角区的疖，如果炎症扩散，可引起畏寒、发热、头痛及全身不适症状。

二、治疗

（1）注意个人卫生，勤洗澡常换衣，应经常保持皮肤清洁。如有糖尿病、贫血等，应及时治疗。

（2）早期有红肿，可用 2% 碘酊局部涂抹，每日数次。有脓头后可用无菌镊子去除，以利引流。

（3）对颈项部皮肤较厚部位疖肿，为了促进其吸收或加速其液化，可外敷鱼石脂软膏，也可辅以理疗，如红外线、紫外线照射。

（4）对面、口鼻三角区的疖肿应予以警惕，该处面部静脉与颅内海绵窦相通，感染有播散到颅内的危险。故应切忌挤压，少说话，吃流质饮食，避免咀嚼，并给以大剂量的抗生素。

（5）疖肿已成熟化脓，并有波动感，应切开引流。但面部疖肿原则上不作切开引流。

（6）对有全身症状的患者，应给予抗生素治疗。并嘱其注意休息，补充维生素，适当增加营养。

第二节　痈

痈是多个相邻毛囊和皮脂腺的急性化脓性感染，可由多个疖融合或一个疖扩散而成。

一、诊断

（1）痈起初时红肿明显，范围较大，常为多个疖互相融合在一起，表面有多个脓头，呈蜂窝状，中央部坏死、溃疡形成。

（2）伴有剧烈疼痛，全身反应严重，可出现寒战及高热等。

（3）好发于糖尿病患者及抵抗力弱者。

（4）唇痈易引起颅内海绵窦感染，应予以警惕。

（5）化验检查：白细胞计数增高，中性粒细胞数增高。

二、治疗

（1）全身大剂量抗生素应用，或加用中药黄连解毒汤，给予富有营养、富含维生素的饮食。积极治疗糖尿病及其他疾病，以提高机体抵抗力。

（2）局部治疗：早期可用 50%硫酸镁溶液湿敷，行理疗或放射治疗。对已出现局部化脓、组织坏死的病例，应及时切开引流。切口一般选用"+""++""+++"或"#"字形，长度宜超过病变范围，深度达筋膜，并清除所有的坏死组织，使脓腔引流通畅。如创面大，肉芽组织健康，可行Ⅱ期植皮术，以利创面早期愈合。唇痈以湿敷及抗生素治疗为主，原则上不作切开引流。

第三节　急性蜂窝织炎

急性蜂窝织炎是指皮下、筋膜下、肌间隙或深部蜂窝组织的急性化脓性感染。

一、诊断

（1）局部呈暗红色，中间红肿明显，四周为淡红，与正常组织没有明显的边界。局部有红、肿、热、痛及功能障碍，根据炎症部位深浅及解剖位置不同而有差异。

（2）一般有全身发热、畏寒、食欲减退、白细胞数增多等表现。

（3）可以消散或形成脓肿，皮肤可发生坏死。

（4）口底、颌下和颈部的急性蜂窝织炎，可发生喉头水肿和压迫气管，引起呼吸困难。

二、治疗

（1）保持皮肤清洁，加强营养，增强全身及局部抵抗力。

（2）及时治疗局部小伤口，避免感染。

（3）局部热敷、金黄散外敷、抬高患肢、限制活动、理疗、止痛及全身大剂量抗生素应用。

（4）对已形成脓肿之蜂窝织炎，应及时切开排脓，愈后一般不复发。口底及颌下的急性蜂窝织炎经短期积极的抗炎治疗无效时，即应及早切开减压，以防患者喉头水肿，压迫气管而窒息致死，手术中有时会发生喉头痉挛，应做好急救的准备。对捻发音性蜂窝织炎应及早做广泛切开引流，切除坏死组织，伤口用3%过氧化氢溶液冲洗和湿敷。

第四节　新生儿皮下坏疽

新生儿皮下坏疽也是一种急性蜂窝织炎，好发于新生儿容易受压部或腰骶部，偶尔发生在枕部、肩、腿和会阴部，冬季比较容易发生。

一、诊断

（1）初患儿表现为发热、哭闹、拒食，甚至昏睡。局部皮肤发红、肿胀、界限不清，病变部位质地较坚，压之皮肤变白。

（2）以后皮肤变软，颜色转暗红色。化脓后皮肤有空虚、漂浮及波动感，最后皮肤坏死，逐渐增大呈大片坏死区。可并发败血症，死亡率较高。

二、治疗

（1）一旦确诊，应立即做多切口引流，以限制病变的发展。将坏死皮肤切除，术后经常换药，保持引流通畅，待创面干净后及早做植皮术。

（2）全身应用青霉素等抗菌药物。同时加强全身支持疗法，少量多次输新鲜血，提高患儿抵抗力，以促使伤口早日愈合。

第五节　丹毒

丹毒为溶血性链球菌侵入皮肤网状淋巴管所致的急性炎症。好发于面部及小腿。发病急、蔓延快、不化脓、易传染为其特点。

一、诊断

（1）局部出现红色斑块，鲜红，用手指轻压可褪色。皮肤有轻度水肿，炎症与周围界限清楚，边缘稍高出皮面。

（2）全身症状明显，有怕冷、高热、食欲不振、全身不适及头痛等。

（3）局部有烧灼样痛。附近淋巴结常肿大、疼痛，有时可导致淋巴水肿，甚至可发展为象皮肿。

（4）足癣或血丝虫感染可引起下肢丹毒的反复发作。

二、治疗

（1）注意休息，抬高患处。局部用 50%硫酸镁湿热敷，或百多邦（莫匹罗星）软膏外用。

（2）全身应用磺胺药或青霉素，并在全身和局部症状消失后继续用 3～5 日，以免丹毒再发。

（3）对下肢丹毒，如同时有足癣，应将足癣根治，以免复发。还应防止接触性传染，加强消毒隔离措施。

第六节　急性淋巴管炎

急性淋巴管炎是由皮肤、黏膜损伤部位原感染灶侵入，所引起的淋巴管及其周围组织的急性感染。

一、诊断

（1）急性淋巴管炎分为网状淋巴管炎和管状淋巴管炎。丹毒即为网状淋巴管炎。管状淋巴管炎常见于四肢，以下肢为多，常并发于足癣感染。

（2）管状淋巴管炎分为深、浅两种。浅层淋巴管炎，在伤口近侧出现一条或多条"红线"，硬而有压痛。深层淋巴管炎不出现红线，但患肢出现肿胀，有压痛。

（3）有发热、寒战等不同程度的全身症状。

二、治疗

（1）及时处理损伤、治疗原发病灶，如扁桃体炎、龋齿、手指感染及足癣感染等。

（2）患肢抬高，休息制动。局部可用金黄散外敷，也可做热敷、理疗，促使炎症消退。

（3）应用大剂量抗生素。

第七节 急性淋巴结炎

急性淋巴结炎是由急性淋巴管炎继续扩散到局部淋巴结，或化脓性病灶经淋巴管蔓延到所属区域的淋巴结，引起的继发性炎症病变。

一、诊断

（1）病变处淋巴结肿大、疼痛及触痛。

（2）炎症早期淋巴结能活动，若感染发展，发生淋巴结周围炎，多个淋巴结粘连成团，形成不规则硬块，活动受限。

（3）淋巴结炎症可消退，或发展成脓肿，还可形成慢性淋巴结炎。

（4）有不同程度的全身症状，如全身不适、畏寒、发热头痛、乏力和食欲不振等。

二、治疗

（1）积极处理原发病灶。

（2）全身应用抗生素。

（3）局部热敷、理疗或用中药、金黄散等外敷。

（4）局部出现波动脓肿形成，则应切开引流。

第八节 手部感染

一、甲沟炎

（一）诊断

（1）指甲一侧皮下组织可见红、肿、热、压痛明显。可延到甲根部及对侧甲沟，形成脓肿。

（2）疼痛剧烈。

（3）治疗不及时或不当，可形成慢性甲沟炎。局部有肉组织生长，并有稀薄脓性分泌物溢出。

（二）治疗

（1）早期局部热敷、中药外敷。

（2）脓肿形成时，应及时切开引流（沿甲沟两侧做纵形口），但常需拔除部分或全部指甲。

（3）症状重者，需全身应用抗生素。

二、脓性指头炎

（一）诊断

（1）手指尖端红、肿、热、痛及有明显压痛。

（2）疼痛剧烈，以手下垂时加重。往往呈跳痛或呈搏动性疼痛。

（3）如不及时治疗可引起末节指骨骨髓炎或指骨坏死，应摄 X 片检查，以判明性质。

（二）治疗

（1）早期局部外敷消炎膏，全身应用抗生素。

（2）若出现跳痛或指头肿胀，皮肤发白，应于患指侧面做纵行切口减压或引流。若指骨坏死或有死骨，应行截指（末节）或将死骨取出。

三、化脓性腱鞘炎

（一）诊断

（1）手指呈纺锤形肿胀，半屈状态，被动伸直时疼痛加剧，局部压痛明显。

（2）肌腱常可发生坏死和粘连，患指功能障碍。

（3）有高热等全身症状。

（二）治疗

（1）全身应用抗生素。早期可做热敷或中药外敷治疗。

（2）应及早切开引流。在患指侧面做纵行切口，切开整个腱鞘，清除脓液。

（3）抬高患肢，将手固定于功能位，恢复期加强功能锻炼。

四、手掌间隙感染

（一）诊断

（1）掌中间隙：手掌正常凹陷消失，局部发白，有压痛，手背水肿严重。中指、无名指、小指呈半屈位，活动受限。

（2）鱼际间隙：大鱼际和拇指指蹼肿胀，压痛明显。拇指外展略曲，示指半屈，拇、示指不能并拢。

（3）指蹼间隙：局部红、肿、跳痛，压痛明显，手指根部及手背可肿胀.感染指蹼间隙相邻二指呈半屈位。

（4）有高热、头痛、脉快等全身中毒症状。

（二）治疗

（1）大剂量抗生素应用及中草药清热解毒治疗。

（2）非手术治疗无效时，应及早切开引流。掌中间隙感染切口可选择波动最明显处或沿掌远侧纹第四掌骨处做横切口；鱼际间隙感染可在拇、示二指蹼背侧，第一、二掌骨间做一横切口，或在手掌面鱼际与桡侧纹间做与鱼际平行的切口；指蹼间隙感染应在拇指指蹼的背侧做"之"字形切口；手指间的指蹼感染常采用背侧矢状切口。

第九节　脓肿

一、诊断

（1）脓肿因解剖部位深浅不同可分浅表脓肿和深部脓肿。浅表脓肿局部表现为红、肿、热、痛及周围组织浸润而发硬。

（2）局部浅脓肿诊断的重要体征是局部有波动感。深部脓肿超声检查可发现液平段，或在触痛明显处穿刺抽脓，是诊断的可靠方法。若在 B 超指引下穿刺，则更加可靠、安全。

（3）深部脓肿全身症状较明显。化验检查白细胞计数及中性粒细胞升高。

二、治疗

（1）脓肿尚未形成时宜采用局部热敷、中药外敷及抗生素全身应用。

（2）脓肿成熟后应及时切开引流。深部脓肿应先穿刺抽得脓液后再行切开引流。切开大型脓肿时，要慎防发生休克，必要时补液或输血。引流时放出来的脓液，有条件应做细菌普通培养加药物敏感试验，以指导临床上抗生素的选择应用。

第十节　全身化脓性感染

败血症（septicemia）、毒血症（toxemia）、脓血症（pyemia）都属于全身化脓性感染，临床上以败血症最常见。

一、诊断

（一）败血症

致病菌侵入血液循环并迅速繁殖，产生大量毒素，引起严重的全身症状，死亡率较高。

（1）是全身化脓性感染中最为严重的一种。起病急骤，发展快。

（2）突然寒战后高热，体温可高达 40℃以上，呈稽留热型，脉速、气急，严重者可出现昏迷、休克。

（3）可有皮疹及皮肤淤点。

（4）进行性贫血，白细胞数升高，中性粒细胞数增高。

（5）血培养为阳性，但如已用抗生素，血培养亦可为阴性。

（二）毒血症

由细菌毒素或组织破坏分解产生物质进入血液循环所致。

（1）近期有感染病史及原发病灶。

（2）有高热、头痛、脉速及早期出现贫血。

（3）血培养为阴性。

（三）脓血症

局部化脓性病灶的细菌栓子或脱落的感染性血栓，间歇地进入血液循环，并在身体各处的组织或器官内引起转移性脓肿。

（1）多数患者出现贫血和慢性消耗症状。

（2）阵发性寒战、高热，体温可高达 40℃左右，呈弛张热型。

（3）血培养在高热时阳性率较高。

（4）转移性脓肿时会出现相应组织或器官的症状和体征。可结合 X 线、B 超、CT 等检查来确诊。

二、治疗

（1）局部感染病灶的处理。及早处理原发感染灶，如伤口内坏死组织、异物要尽量去除，脓肿应及时切开引流，在手术时若有胃肠穿孔、腹膜炎、阑尾坏疽、坏死性胰腺炎等均应尽可能去除病灶。

（2）应早期、大剂量地使用抗生素。不要等待培养结果出来，可先根据原发感染灶的性质选用有效的两种抗生素联合应用。细菌培养阳性者，要及时做抗生素敏感试验，以指导抗生素的选择应用。

（3）提高患者全身抵抗力。反复多次、少量输新鲜血浆或全血；纠正水、电解质平衡紊乱及酸碱代谢失调；给予高热量易消化的饮食，适当补充各种维生素。

（4）对症处理。高热才用药物或物理降温。对严重患者可用人工冬眠或用肾上腺皮质激素（氢化可的松或地塞米松），以减轻中毒症状；对有休克者，应针对病因，积极进行抗休克治疗。

第十一节　特异性感染

一、破伤风

（一）诊断

（1）常有皮肤或黏膜外伤史、手术后感染或新生儿脐带消毒不严史。

（2）潜伏期。一般在受伤后 6～10 日发病，但亦有短于 24 小时或达数周、数月者。潜伏期越短，则症状越重，死亡率亦越高。

（3）典型症状有张口困难、苦笑面容、牙关紧闭、颈项强直、角弓反张及四肢抽搐。

（4）对任何轻微的刺激，如强光、声音、说话声、震动等，均可引起阵发性抽搐的发作。

（5）患者可有发热、出汗，但神志清楚。

（二）治疗

（1）隔离。患者应在安静、无光、无声音刺激的单人病室，需专人护理。

（2）制止抽搐。采用氯丙嗪、地西泮、苯巴比妥、水合氯醛、副醛等药物控制抽搐。严重痉挛时可用硫喷妥钠 0.2 g 加入 25%葡萄糖 20 mL 静脉缓慢注射，或用肌松剂如箭毒碱等，必要时做气管切开术。

（3）伤口处理。伤口已愈合者不需处理。若创口引流不畅、有异物或坏死组织多者则应扩创，清除异物和坏死组织，并用 3%过氧化氢冲洗，敞开伤口，每日换药。

（4）中和毒素。破伤风抗毒血清（TAY）2 万～5 万 U，肌注，每日 1 次，连用 5～7 天。用药前做 TAT 皮试，若为阳性，先做脱敏注射。最好应用人体破伤风免疫球蛋白 3000 U 肌注，每日 1 次，持续 2 周。

（5）抗生素应用。目的是杀灭体内尚存活的破伤风杆菌，治疗创口感染，预防肺部感染。可选用大剂量青霉素 200 万 U 静滴，一日 2 次，或联合应用链霉素、庆大霉素或四环素等。

（6）保持水、电解质和酸碱平衡。同时进行营养支持，能进食则给予鼻饲或静脉营养。

（7）保持呼吸道通畅。对于痉挛时间长、呼吸道分泌物较多、排痰困难者，须及早进行气管切开术，以防窒息发生。凡有呼吸困难、发绀者，应予吸氧。若条件允许，采用高压氧舱疗法。

（8）预防。包括：①凡开放性伤口，均需进行早期彻底的清创。②被动免疫：受伤后及早肌肉注射 TAT 1500 U，注射前应皮试。③自动免疫：皮下注射破伤风类毒素 1 mL，每隔 6～8 周再注射 1 mL，共 3 次。如在受伤后或末次注射已超过半年者，可追加注射 1 mL。

二、气性坏疽

（一）诊断

（1）有外伤史，伤口有严重污染，多发生于下肢。

（2）潜伏期：1～4 天，但也有短至 6 小时者。

（3）临床表现：伤口局部呈胀裂样痛，疼痛异常剧烈。伤口周围皮肤高度水肿，有捻发音，有气体从伤口溢出，皮肤颜色由苍白转为紫铜色、暗红色、紫黑色。创面分泌物稀薄、量多，有恶臭。肌肉失去弹性，不出血，如熟肉状。

（4）全身症状重，高热，体温达 40℃以上；神志淡漠，甚至昏迷；呼吸急促、脉速，有中毒性休克表现。

（5）实验室检查　由于溶血素的作用，红细胞可迅速下降，白细胞增高。伤口分泌物涂片可发现大量革兰阳性厌氧杆菌。

（二）治疗

（1）隔离。住单人病室，防止交叉感染，用过的敷料需焚毁，器材应严格消毒。

（2）一经确诊，立即手术。目的是控制感染，减少毒素吸收。需彻底清创，在伤口深部广泛切开减压，伤口不予缝合，持续用 3%过氧化氢溶液冲洗。

（3）抗生素应用。大剂量青霉素 400 万 U 加入 5%葡萄糖 500 mL 中静滴，每日 2 次，或广谱抗生素联合应用，还需采用甲硝唑或替硝唑治疗。

（4）支持疗法。应多次小量输血，维持水、电解质及酸碱平衡，给予大量多种维生素、复方氨基酸、脂肪乳及营养丰富的饮食。

（5）高压氧治疗。有条件可采用高压氧舱治疗。3 个大气压高压氧，每日 2 小时，1 周为 1 个疗程，有利于本病的康复。

第三章　损伤

第一节　机械性损伤

机械性损伤是指机械性致伤因素作用于机体所造成的组织结构完整性破坏或功能障碍。其分类方法有很多：按致伤因素可以分为烧伤、冷伤、挤压伤、刃器伤、火器伤、冲击伤、毒剂伤、核放射伤及多种因素所致的复合伤等。按受伤部位可以分为颅脑伤、颌面伤、颈部伤、胸背部伤、腰腹部伤、骨盆伤、脊柱脊髓伤、四肢伤等。按伤后皮肤完整性可以将皮肤保持完整无开放性伤口者称闭合伤，如挫伤、挤压伤、扭伤、震荡伤、关节脱位、半脱位、闭合性骨折、闭合性内脏伤等。有皮肤破损者称为开放伤，如擦伤、撕裂伤、切割伤、砍伤、刺伤等；在开放伤中，又可根据伤道类型再分为贯通伤（既有入口又有出口者）、盲管伤（只有入口没有出口者）、切线伤（致伤物沿体表切线方向擦过所致的沟槽状损伤）、反跳伤（入口和出口在同一点）等。按伤情轻重分类，一般分为轻伤、中度伤、重伤；轻伤主要是局部软组织伤，患者暂时失去作业能力，但仍可坚持工作，无生命危险，或只需小手术者；中度伤主要是广泛软组织伤、上下肢开放骨折，肢体挤压伤、机械性呼吸道阻塞、创伤性截肢及一般的腹腔脏器伤等，患者丧失作业能力和生活能力，但一般无生命危险；重伤指危及生命或治愈后有严重残疾者。

一、诊断

（一）病史询问

（1）致伤原因、作用部位、着力姿势等受伤当时的情况。如从高处直立位坠落、着地后呈前屈姿势，除了可能发生四肢创伤，常可能发生脊柱骨折。老年人不慎跌倒、臀部着地，可能发生股骨颈骨折。

（2）伤后出现的症状及演变过程。例如颅脑伤伤后当即不省人事，十余分钟后清醒，感觉头痛和恶心，后来又陷入昏迷，应考虑为硬膜外血肿形成。

（3）经过何种处理和处理时间。例如使用肢体止血带者，须计算使用时间。

（4）既往健康状况。注意与诊治损伤相关的病史，如对原有高血压病的伤员，应根据原有水平估计伤后血压的改变。又如伤员原有糖尿病、肝硬化、慢性尿毒症或长期使用肾上腺皮质激素者，伤口易发生感染或愈合延迟。

（二）局部表现

（1）疼痛。疼痛与受伤部位的神经分布、创伤轻重、炎症反应强弱等因素相关。伤部活动时疼痛加剧，制动后可减轻。严重的创伤或并有休克等情况下，患者常不诉疼痛，值得注意。一般的创伤在2～3天后疼痛可缓解，疼痛持续或加重者可能并发感染。疼痛部位有指示受伤部位的诊断意义，因此在诊断尚未确定以前应慎用麻醉止痛药，以免漏诊或误诊。

（2）肿胀。肿胀为局部出血和（或）炎性渗出所致。受伤部位较浅者，肿胀处可伴有触痛、发红、青紫或波动感（血肿表现）。肢体节段的严重肿胀，因其组织内张力增高阻碍静脉血回流，可致远侧肢体也发生肿胀，甚至可影响动脉血流而致远端苍白、皮温降低等。

（3）功能障碍。组织结构破坏可直接造成功能障碍，例如：骨折或脱位的肢体不能正常运动；创伤性气胸使呼吸失常。局部炎症也可引起功能障碍，例如：咽喉创伤后水肿可造成窒息；肠穿孔后的腹膜炎可发生呕吐、腹胀、肠麻痹等。此外，局部疼痛常使患者运动受限。某些急性功能障碍可直接致死，如窒息、开放性或张力性气胸引起的呼吸衰竭，必须立即抢救。

（4）伤口或创面。为开放性创伤所共有。其形状、大小和深度不一，有出血或血块，出血情况由受伤的毛细血管、静脉或动脉及其口径、是否已自然止血所决定。伤口或创面还可能有泥沙、木刺、弹片等异物存留。

（三）全身表现

（1）体温增高。为损伤区血液成分及其他组织成分的分解产物吸收所引起，一般在38℃左右。体温过高，可由脑损伤引起（中枢性高热），一般为并发感染所致，应予重视。

（2）脉搏、血压和呼吸的改变。伤后儿茶酚胺释出增多，可使心率和脉搏加快。周围血管收缩，故舒张压可上升，收缩压可接近正常或稍高，脉压变小。但如发生大出血或休克，则因心搏出量明显减少，血压降低，脉搏细弱。一般的创伤患者，呼吸多无明显改变。较重的创伤常使呼吸加快，其原因可能是换气不足使机体缺氧、失血多或休克等，有时可能与精神紧张、疼痛等有关。

（3）其他。如口渴、尿少、疲惫、失眠、食欲不振等，妇女可发生月经失调。

（四）并发症

创伤可能有多种并发症。并发症可推迟治愈时间，不少并发症还会直接危及生命，故必须重视防治。

最常见的并发症是化脓性感染。意外产生的任何开放伤都会受到污染，除非污染轻微或经过适当的处理，伤口甚易发生感染。感染的伤口有疼痛、红肿、触痛、分泌脓性分泌物等表现，患者体温可增高，血中性粒细胞可增多。闭合性创伤也可能并发各种感染，例如：伤后误吸、气道分泌物潴留、肺不张等继发的肺部感染。伤后还可能发生破伤风或气性坏疽，其后果相当严重。

创伤性休克也较常见，表现为面色苍白、烦躁不安或表情淡漠、脉搏细弱增快、血压降低、皮肤湿凉等。此种休克属于低血容量性休克，主要

选择性血管造影可帮助确定血管损伤或某些隐蔽器官损伤。CT 可以辅助诊断颅脑损伤和某些腹部实质器官、腹膜后的损伤。超声检查可发现胸、腹腔的积血和肝、脾的包膜内破裂等。对严重创伤、尤其是并发休克的患者，可用各种电子仪器、动脉导管、Swan-Ganz 导管、血气分析和其他化验，监测心、肺、脑、肾等重要器官的功能，利于及时采取治疗措施，以降低病死率。

检查创伤注意事项：①发现危重情况，如窒息、大出血等，必须立即抢救，不应因检查而耽误抢救时机。②检查步骤应尽量简捷，询问病史和体格检查可以同时进行；检查动作要轻巧，切勿在检查中加重损伤。③重视症状明显的部位，同时应仔细寻找比较隐蔽的损伤；例如：左下胸部伤有肋骨骨折和脾破裂，肋骨骨折疼痛显著，而脾破裂早期症状可能被掩盖，但其后果更为严重。④接收多名患者时，不可忽视不出声的患者，因为窒息、深度休克或昏迷等的患者已不能呻吟。⑤一时难以诊断清楚的损伤，应在对症处理过程中密切观察，争取及早诊断。

二、治疗

（一）急救

治疗创伤的目的是修复损伤的组织器官和恢复生理功能，首要的是抢救生命。在处理复杂的伤情时，应优先解决危及生命和其他紧急的问题。例如，骨盆骨折合并尿道损伤和休克时，处理的顺序应是先抗休克，其次处理尿道损伤，然后行骨盆牵引固定。必须优先抢救的急症有：心搏骤停、窒息、大出血、开放性气胸、休克、腹部内脏脱出等。

较重和重症创伤应从现场着手急救。近年的经验证明，"院前创伤救治"和急诊室（或急症车）手术抢救，能挽救不少危重伤者生命。抢救危重伤者生命的基本措施可概括为"ABC"的支持，即 Airway（气道）、Breathing（呼吸）和 Circulation（循环）的支持。

急救注意事项：①积极抢救，但不慌乱，保持镇定，工作有序。②现场有多个伤员时，组织人力协作；不可忽视沉默的伤员，因为他的伤情可能更为严重。③防止抢救中再次损伤，例如移动伤员时制动不够，使骨折端损伤原未受伤的血管神经。④防止医源性损害，例如输液过快过多引起肺水肿、输入不相容的血液引起溶血等。

（二）止血

出血是任何创伤均可发生的并发症，它是威胁伤病员生命的重要原因之一。出血有性质、种类、出血量之不同，应采取相应的止血方法和步骤。但无论遇到哪种出血都应采取有效、可靠的方法，分秒必争地止血，特别是大出血的急救，是挽救伤病员生命的刻不容缓的大事。

失血量和速度是威胁生命的关键因素。几分钟内急性失血达 1000 mL 者，生命即会受到威胁。十几小时内慢性出血 2000 mL，不一定引起死亡。失血超过血液总量的 20%，会出现休克。因此，遇到出血时，应立即采取止血措施。成年人丢失 1 L 或 1 L 以上的血就可危及生命。以出血量多少而分为大、中、小出血。

毛细血管出血多呈点状或片状渗出，色鲜红，可自愈。静脉出血多较缓慢流出，色暗红，多不能自愈。动脉出血多呈喷射状，色鲜红，经急救尚能止血。

下面介绍几种常用的止血方法：

1.一般止血法

创口小的出血，局部用生理盐水冲洗，周围用 75%乙醇涂擦消毒。涂擦时，先从近伤口处向外周擦，然后盖上无菌纱布，用绷带包紧即可。如头皮或毛发部位出血，应剃去毛发再清洗、消毒后包扎。

2.指压止血法

（1）头顶部出血：一侧头顶部出血，用示指或拇指压迫同侧耳前方颞浅动脉搏动点。

（2）颜面部出血：一侧颜面部出血，用示指或拇指压迫同侧面动脉搏动处。面动脉在下颌骨下缘下颌角前方约 3 cm 处。

（3）头面部出血：一侧头面部出血，可用拇指或其他四指在颈总动脉搏动处，压向颈椎方向。颈部动脉在气管与胸锁乳突肌之间。

（4）肩腋部出血：用示指压迫同侧锁骨上窝中部的锁骨下动脉搏动处，将其压向深处的第一肋骨。

（5）前臂出血：用拇指或其余四指压迫上臂内侧肱二头肌内侧沟处的搏动点。

（6）手部出血：互救时两手拇指分别压迫腕横纹稍上方，内外侧（尺、桡动脉）各有一搏动点。

（7）大腿以下出血：自救用双拇指重叠用力压迫大腿上端腹股沟中点稍下方股动脉搏动处。

（8）足部出血：用两手指或拇指分别压迫足背中部近踝关节处的足背动脉和足跟内侧与内踝之间的胫后动脉。

3.填塞止血法

对软组织内的血管损伤出血，用无菌绷带、纱布填入伤口内压紧，外加大块无菌敷料加压包裹。

4.加压包扎止血法

先用纱布、棉垫、绷带、布类等做成垫子放在伤口的无菌敷料上，再用绷带或三角巾加压包扎。

5.止血带止血法

常用的止血带有橡皮和布制两种。在紧急情况下常选用绷带、布带（衣服扯成条状）、裤带、毛巾代替。

（1）橡皮止血带止血法：在肢体的恰当部位，如大腿的中下 1/3 处、上臂的中下 1/3 处，用纱布二棉布或毛巾、衣服等物作为衬垫后再上止血带。用左手的拇指、示指、中指持止血带的头端，将长的尾端绕肢体一圈后压住头端，再绕肢体一圈，然后用左手示指、中指夹住尾端后，将尾端从止血带下拉过，由另一缘牵出，系成一个活结。

（2）止血带止血注意事项：①要严格掌握止血带的适应证，当四肢大动脉出血用加压包扎不能止血时，才能使用止血带。②止血带不能直接扎在皮肤上，应用棉花、薄布片衬垫，以隔开皮肤和止血带。③止血带连续使用时间不能超过 5 小时，以避免发生急性肾衰竭或止血带休克或肢体坏死。每 30～60 分钟要慢慢松开止血带 1～3 分钟。④松解止血带前，应先输液或输血，准备好止血用品，然后松开止血带。⑤上止血带松紧要适当，以上后血止并摸不到动脉搏动为度。⑥用空气止血带时，上肢压力不能超过 41 kPa，下肢压力不能超过 68 kPa。

6.药物止血

（三）包扎

包扎伤口是各种外伤最常用、最重要、最基本的急救技术之一。包扎得法有压迫止血、保护伤口、防止感染、固定骨折和减少疼痛等效果。在紧急情况下，往往手中无消毒药和无菌纱布、绷带等，只好用比较干净的衣服、毛巾、包袱皮、白布代用。平时在医院必须用无菌镊子夹上无菌棉、蘸上消毒液处理创口，然后用无菌的纱布覆盖伤口，再用无菌的绷带捆扎，连术者的双手都得经过消毒。在紧急情况下用碘酒、乙醇消毒伤口周围，用生理盐水将伤口中的污物冲洗干净，再用经过高压灭菌的纱布包扎伤口就更理想了。包扎时不能过紧，以防引起疼痛和肿胀；不宜过松，以防脱落。

1.绷带包扎法

（1）环形法：将绷带作环形缠绕，第一圈环绕稍呈斜形，第二圈应与第一圈重叠，第三圈成环形。环形法通常用于粗细相等部位，如胸、四肢、腹部。

（2）螺旋反折法：先作螺旋状缠绕，待到渐粗的地方就每圈把绷带反折一下，盖住前圈的 1/3～2/3，由下而上缠绕。适用于四肢包扎。

（3）螺旋法：使绷带螺旋向上，每圈应压在前一圈的 1/2 处。适用于四肢和躯干等部位。

（4）8 字形法：本包扎法是一圈向上，再一圈向下，每圈在正面与前一圈相交叉，并压盖前一圈的 1/2。多用于肩、髋、膝、踝等部位。

用上述方法，手指、脚趾无创伤时应暴露在外，以观察血液循环情况，如疼痛、水肿、发紫等。

（5）回反法：本法多用于头和断肢端。用绷带多次来回反折。第一圈常从中央开始，接着各圈一左一右，直至将伤口全部包住，再用环形将所反折的各端包扎固定。此法常需要一位助手在回反折时按压一下绷带的反折端。

松紧要适度。

2.三角巾使用法

（1）头部三角巾包扎法：将三角巾底边的正中点放在前额弓上部，顶角拉到枕后，然后将底边经耳上向上扎紧压住顶角，在颈后交叉，再经耳上到额部拉紧打结，最后将顶角向上反折嵌入底边用胶布或别针固定。

（2）上肢三角巾包扎法：将三角巾铺于伤员胸前，顶角对准肘关节稍外侧.屈曲前臂并压住三角巾，底边两个头绕过颈部在颈后打结，肘部顶角反折用别针扣住。

（四）固定

固定对骨折、严重关节损伤、肢体挤压伤和大面积软组织损伤等能起到很好的固定作用。可以临时减轻痛苦，减少并发症，有利于伤员的后送。对开放性软组织损伤应先止血，再包扎。固定时应松紧适度，牢固可靠。固定技术分外固定和内固定两种。院外急救多受条件限制，只能做外固定。目前最常用的外固定有小夹板固定、石膏绷带固定、外展架固定等。

1.小夹板固定

（1）方法：可用木板、竹片或杉树皮等，削成长宽合适的小夹板。固定骨折时，小夹板与皮肤之间要垫上棉花类东西，用绷带或布条固定在小夹板上更好，以防损伤皮肉。此法固定范围较石膏绷带小，但能有效防止骨折端的移位，因其不包括骨折的上下关节，故便于及时进行功能锻炼，防止发生关节僵硬等并发症，具有确实可靠、骨折愈合快、功能恢复好、治疗费用低等优点。

（2）适应证：①四肢闭合性管状骨折者。②四肢开放性骨折，创面小，经处理后创口已闭合者。③陈旧性四肢骨折适合于手法复位者。

2.石膏绷带固定

（1）方法：用无水硫酸钙（熟石膏）细粉，均匀撒在特制的稀纱布绷带上，做成石膏绷带，经水浸泡后缠绕在肢体上数层，使成管型石膏；或做成多层重叠的石膏托，用湿纱布绷带包在肢体上，待凝固形成坚固的硬壳，对骨折肢体起有效的固定作用。其优点是固定作用确实可靠。其缺点是无弹性，固定范围大，不利于肢体活动锻炼，且有关节僵硬等后遗症和妨碍患肢功能恢复的弊端。

（2）适应证：①小夹板难以固定的某些部位的骨折，如脊柱骨折。②开放性骨折，经清创缝合术后，创口尚未愈合者。③某些骨、关节手术后（如关节融合术后）。④畸形矫正术后。⑤治疗化脓性骨髓炎、关节炎。

3.外展架固定

（1）方法：用铅丝夹板、铅板或木板制成外展架，再用石膏绷带包于患者胸廓侧方后，可将肩、肘、腕关节固定于功能位。患者站立或卧床，均可使患肢处于高抬位置，有利于消肿、止痛、控制炎症。

（2）适应证：①肿胀较重的上肢闭合性损伤。②肱骨骨折合并神经损伤。③臂丛牵拉伤，严重上臂或前臂开放性损伤。④肩胛骨骨折。⑤肩、肘关节化脓性炎症及结核。

4.固定时注意以下事项

（1）遇有呼吸、心跳停止者先行复苏措施，出血性休克者先止血，病情有根本好转后再进行固定。

（2）院外固定时，对骨折后造成的畸形禁止整复，不能把骨折断端送回伤口内，只予适当固定即可。

（3）代用品的夹板要长于两头的关节并一起固定；夹板应光滑，夹板靠皮肤一面，最好用软垫垫起并包裹两头。

（4）固定时应力求不松不紧而牢固。

（5）固定四肢时应尽可能暴露手指（足趾），以观察有否指（趾）尖发紫、肿胀、疼痛、血液循环障碍等。

（五）搬运

搬运伤（病）员的方法是院外急救的重要技术之一。搬运的目的是使伤病员迅速脱离危险地带，纠正当时影响伤（病）员的病态体位，以减少痛苦，减少再受伤害，安全迅速地送往医院治疗，以免造成伤（病）员残疾。搬运伤（病）员的方法，应根据当地、当时的器材和人力而选定。临场常用的搬运法有以下几种。

1.徒手搬运

（1）单人搬运法：适用于伤势比较轻的伤（病）员，可采取背、抱或扶持等方法。

（2）双人搬运法：一人搬托双下肢，一人搬托腰部。在不影响病伤的情况下，还可用椅式、轿式和拉车式。

（3）三人搬运法：对疑有胸、腰椎骨折的伤者，应由三人配合搬运。一人托住肩胛部，一人托住臀部和腰部，另一人托住两下肢，三人同时把伤员轻轻抬放到硬板担架上。

（4）多人搬运法：脊椎受伤者向担架上搬动应由4～6人一起搬动，2人专管头部的牵引固定，使始终保持与躯干成直线的位置，维持颈部不动。另2人托住臂和背，2人托住下肢，协调地将伤者平直放到担架上，并在颈部、腋窝放小枕头，头部两侧用软垫沙袋固定。

2.担架搬运

在没有现成的担架而需要担架搬运伤病员时需自制担架。

（1）用木棍制担架：用两根长约2.3 m的木棍，或两根长约2.3 m的竹竿绑成梯子形，中间用绳索来回绑在两长棍之中即成。

（2）用上衣制担架：用上述长度的木棍或竹竿2根穿过两件上衣的袖筒中即成。常在没有绳索的情况下用此法。

（3）用椅子代担架：将扶手椅两把对接，用绳索固定对接处即成。

搬运患者时应注意：①必须先行急救，妥善处理后才能搬动。②运送时尽可能不摇动患者的身体。对脊柱受伤者，应将其身体固定在担架上，用硬板担架搬送。切忌一人抱胸、一人搬腿的双人搬抬法，因为这样搬动易加重脊髓损伤。③运送伤员时，随时观察呼吸、体温、出血、面色等情况，注意伤员体位，给予保暖。④在人员、器材未准备好时，切忌随意搬动。

第二节　烧伤

烧伤是平时和战时的常见病之一，泛指热力、电流、化学物质、激光、放射线等所致的组织损害。主要是皮肤损害，也可发生在黏膜被覆的部位，严重者可伤及皮下组织、肌肉、骨骼、关节、神经、血管，甚至内脏。热烧伤是指热液、高温、蒸气、火焰、炽热金属液体或固体所引起的组织损害。习惯所称的"烫伤"，系指由于热液（沸汤、沸水、沸油）、蒸气等所引起的组织损伤，是热力烧伤的一种。由于电能、化学物质、放射线等所致的组织损害与热力引起的一般病理变化、临床过程相近，因此临床上习惯将它们所致的组织损伤也称为烧伤，分别称为电（流）烧伤、化学（性）烧伤和放射（性）烧伤。烧伤的临床过程分为体液渗出期、急性感染期、创面修复期和康复期。烧伤不仅是局部组织的损伤，而且在一定程度上可引起全身性的反应或损伤，尤其是大面积烧伤时，全身各系统、组织均可被累及。烧伤作为一种外伤，常复合其他损伤。以烧伤的深度和面积为主将烧伤严重程度分为轻、中、重、特重4类。深度烧伤愈后可残留瘢痕，影响功能。

一、烧伤的发展过程

（一）休克期

主要由于大量血浆样液体渗出引起的低血容量。与其他低血容量性休克不同，烧伤休克一般需要6～8小时达到高潮，因为这一阶段渗出速度最快。休克大致经历48～72小时。在此期间，如休克过程不平稳或补液不当，可出现肺水肿、脑水肿和急性肾功能不全等并发症。

（二）感染期

指休克期过后到创面基本愈合之前的整个过程，但也有休克期暴发败血症的病例，这常与休克期处理不当或特重烧伤或病员体质差、抗病能力低有关，故休克期和感染期无截然界限，因为创面的坏死组织和含有蛋白质的渗出液是细菌生长的极好培养基，加上患者一般情况不良和免疫功能抑制，感染发生率极高。

（1）感染的机制。烧伤后3～4天起，组织水肿液开始回收，伴随回收的大量毒素进入血液出现全身感染性中毒症状，称之为创面脓毒症，焦痂下可聚集大量细菌。

烧伤后2～3周随着焦痂的自溶，细菌感染再次出现高潮，如不及时控制容易发生败血症、全身炎症反应综合征和多器官功能障碍综合征。

创面和血中可检出各种细菌，铜绿假单胞菌是烧伤感染主要的致病菌，不仅检出率越来越高，而且其抗药性也越来越强，成为防止烧伤感染中一个棘手问题。

（2）烧伤毒血症。由皮肤组织释出的毒素或细菌等进入血液所致，临床表现与败血症有时很难鉴别，但其持续时间短些，发展趋势走向缓解，其临床特点是尿量增加、水肿消退、创面干燥、创缘无炎性浸润。

（3）烧伤败血症。导致败血症的细菌可来自创面、肠道、呼吸道、坏死肌肉、感染静脉和医源性感染等，以铜绿假单胞菌、金黄色葡萄球菌、产气杆菌和大肠埃希菌等最为常见，少数可以是混合感染，在免疫功能严重受抑制的患者中，一些条件下病菌也可致病。当败血症由金黄色葡萄球菌或其他化脓性细菌引起时，最易诱发实质性脏器的转移性脓肿，此时可称为脓毒败血症。

出现下列征象时，要考虑败血症的发生：①体温骤升或骤降。②精神状态的变化，先为躁动，后转为反应抑制，甚至昏迷。③呼吸增快而短促，后期出现不规则；呼气延长或点头样呼吸。④心率增快，每分钟>130次。⑤创面急性炎症变化，有出血点，创面加深、色暗、潮湿、恶臭，创缘炎性浸润。⑥食欲减退，腹胀，继之出现肠麻痹。⑦血压下降多系晚期表现，但在 G⁻杆菌败血症可较早出现。⑧血白细胞计数剧增至 20.0×10^9/L 以上或降至 5×10^9/L 以下，有毒性颗粒。⑨因血压下降而出现少尿，出现败血症时由于溶质性利尿反见尿量增多。

血培养出现阳性结果，但由于多种抗生素的应用或细菌量较少有时不能获得阳性结果，故临床上应以上述临床征象作为依据，只要有败血症可能时就应及早按败血症处理。

（三）修复期

为创面开始修复到完全修复阶段，全身情况基本稳定。此期的主要任务是加强营养、控制感染、封闭创面。

（四）康复期

烧伤康复于受伤之日起即已开始，是创伤康复中最复杂最困难的部分。康复治疗不仅贯穿于烧伤早期住院治疗的全过程，而且一直延续至出院后及各次整复手术的术前和术后。

二、烧伤伤情评估

先了解烧伤的病理生理及其发展过程，才能估计烧伤的严重程度，因为不同面积和深度的烧伤严重度不全相同。计算烧伤面积并估计其深度，全面检查有无合并其他损伤，才能决定烧伤的严重程度。

（一）烧伤面积的估计

以烧伤区占体表面积百分比表示。国内常用中国新九分法和手掌法，后者用于小面积烧伤，即以伤者本人的一个手掌（指并拢）占体表面积 1% 估计。

新九分法是将人体各部位分别定为若干个 9%，主要适用于成人；对儿童因头部较大而下肢较小，应稍加修正。

诊断烧伤面积，目前也在应用计算机技术，多采用图像自动扫描法，根据烧伤部位面积与总体表面积的相对关系，计算出烧伤总面积，自动显示在屏幕上并自动记录。采用计算机技术将使烧伤面积的诊断更为准确。

（二）烧伤深度分类

本书仅列出国际通用的三度四分法。

（1）Ⅰ度（红斑型）。损伤表皮浅层，生发层健在。表现为红斑、灼痛、感觉过敏。经 3～5 天脱屑愈合，不遗留瘢痕。

（2）Ⅱ度（水疱型）。皮肤断层损伤，完整性已破坏，特征为水疱性损害。分为：

浅Ⅱ度：损及真皮浅层及真皮乳头。表现为剧痛，感觉过敏，水疱形成，壁薄，基底潮红或红白相间，明显水肿。1～2 周愈合，可有色素沉着，不留瘢痕。

深Ⅱ度：损伤达真皮深层，可有或无水疱，撕去表皮见基底较湿、苍白，水肿明显，痛觉迟钝。3～4 周靠残存附件上皮细胞增殖修复，有色素变化和瘢痕形成。

（3）Ⅲ度（焦痂型）。损伤皮肤全层，附件全部受累，深达皮下脂肪，甚至伤及筋膜、肌肉、骨骼和内脏等。外观皮革样，蜡白，焦炭化，感觉消失，干燥，可出现树枝状静脉栓塞。遗留瘢痕甚至毁容和功能障碍。

（三）烧伤严重程度分类

（1）轻度。Ⅱ度烧伤面积 10% 以下。

（2）中度。Ⅱ、Ⅲ度烧伤面积 11%～30%，Ⅲ度＜10%。

（3）重度。总面积 30%～49%；或Ⅲ度烧伤面积 10%～19%；或Ⅱ度、Ⅲ度烧伤面积虽不达上述百分比，但已发生休克或呼吸道烧伤或有较重的复合伤及化学物品中毒等。

（4）特重。总面积 50% 以上（不计Ⅰ度烧伤）；或Ⅲ度烧伤 20% 以上。

三、烧伤救治

（一）现场急救和转送

烧伤的严重程度与致伤因素的强度和接触范围直接有关，故现场抢救、复苏、保护创面和做好转送前准备工作极为重要。

（1）解除致伤原因。热液或蒸气致伤时，应立即脱去湿透的衣服；火焰烧伤时，应立即卧倒，就地打滚，或用水浇灭火焰；油类物质引起的烧伤，用衣被扑盖灭火。创面可用冷水持续冲洗或冷毛巾湿敷。烧伤创面经冷水冷却后，可防止创面加深，真皮充血程度改善，冷却时间越早，真皮血流灌注越好，还可清洁创面和止痛。

（2）复苏。电击伤时，要注意电击引起的心搏和呼吸骤停，并立即进行心肺复苏；一氧化碳中毒和吸入性损伤引起呼吸困难者，要尽快进行气管插管或气管切开；外伤合并大出血者要进行止血及静脉输液；骨折者要予以固定制动。

（3）转送前准备工作。如因限于条件必须转送者，要保护好创面不使污染加重，创面不涂任何物质，用清洁的被单或敷料包裹好。随即开始静脉输注平衡盐溶液以防休克的发生。

（二）烧伤性休克的防治

严重烧伤后，可发生低血容量性休克以及代谢性酸中毒，因此必须及时采取有效的措施，立即建立静脉通道，保证能快速输液，以防止休克的发生，维持电解质和酸碱平衡。强调综合复苏，静脉补液仍为核心。根据输液的内容计算输液量的公式大致分为晶胶型、胶体型和晶体型 3 种。

（1）胶体、电解质液疗法。以 Evans 公式为代表，认为烧伤后即有血浆损失和红细胞破坏，需要同时补充全血和电解质，均不计算Ⅰ度烧伤面积（烧伤总面积超过 50%仍按 50%计算）。伤后第一个 24 小时补液量为：烧伤面积(%)×体重(kg)×1＝胶体液量(mL)；烧伤面积(%)×体重(kg)×1＝电解质液量(mL)；维持基础代谢＝5%葡萄糖水 2000 mL。

Brooke 在 Evans 公式的基础上进行了改良：认为胶体与电解质之比可以从 1：1 改为 0.5：1.5；烧伤面积超过 50%者，按实际面积计算。国内临床较多使用胶体：电解质溶液为 0.75：0.75[面积(%)/体重(kg)]。

补液的速度均以胶体和电解质液总量的 1/2 在伤后 8 小时内输入，余 1/2 在以后的 16 小时内平均输入，葡萄糖液则在 24 小时内平均输入。输注时，3

种溶液交替给予，切忌在短期内输入大量无钠溶液，否则可导致脑水肿。

伤后第二个 24 小时的补液量为第一个 24 小时实际输入胶体、电解质液的 1/2，葡萄糖溶液与第一个 24 小时相同。

（2）电解质溶液疗法。以 Baxter 公式为代表，第一个 24 小时补液公式为：林格乳酸钠溶液（平衡液）（mL）＝每 1%烧伤面积×每公斤体重×4，在此期间不输入胶体液和葡萄糖溶液，输入量以维持尿量 50 mL/h 为准。待第二个 24 小时血管通透性恢复后，再补充胶体液，有利于维持血容量和促进组织水肿消退。

这一方法虽可节约大量胶体液，但输入的电解质溶液是低渗的，输液量大，易并发肺水肿、脑水肿和心脏超负荷，一般仅适用于中度烧伤面积患者。

（3）高张盐溶液疗法。烧伤休克复苏的成功关键在于补充钠离子和水，以纠正急性间质性钠缺乏和功能性外液不足，而不是补充胶体。为了达到烧伤后正钠负荷，复苏所需的钠离子量常超过人体内可交换性钠离子总量的一半，高张盐溶液疗法就是针对这一要求的，且同样可以直接扩充有效循环量和改善微循环灌注。此外，高钠还可引起内源性输液效应，由于细胞外液中钠离子浓度升高引起细胞内水分子向细胞外区域转移的结果。高张盐溶液还可改善肾血流量和肾小球滤过率，发挥利尿和减轻水肿作用。

所用溶液由高张氯化钠（200～250 mmol/L）和林格乳酸钠溶液组成。高张盐溶液输入量公式：烧伤后 48 小时内，每 1%烧伤面积每公斤体重补充含钠 250 mmol/L 溶液 3 mL。第一个 24 小时输入总量的 2/3，另 1/3 量在第二个 24 小时内输入。作为指导依据，以维持尿量 30 mL/h 为准则，保持血清钠在 166 mmoL/L 以下，超过这一限度时可减慢输液速度，并适当输注 5%葡萄糖溶液。优点是补液量少，对老年、幼儿和心脏病患者可减轻输液负荷，创面渗出和水肿形成也见减少。其缺点有易发生高钠血症、细胞内脱水和代谢性碱中毒，表现为癫痫样发作、高渗性昏迷和尿闭等。

（4）调节。计算输液量的公式对烧伤休克的治疗起了积极作用。但临床上应视患者病情和补液反应不断调整，根据脉搏、尿量、精神状态、口渴程度、末梢循环、实验室检查等指标和医师的经验调节补液量和补液速度，尿量一般要求 30～50 mL/h，但有血红蛋白尿和肌红蛋白尿时，要求尿量达 50～

100 mL/h，并输入适量碳酸氢钠以碱化尿液。当输入一定量的液体后，循环状况好转但仍少尿时，可以使用利尿剂。

老年烧伤患者，伴有心血管疾病和肺功能损害的发生率高，在抗休克阶段，液体过量比复苏不足的害处更大，因此补液时应避免超负荷。

小儿机体的调节功能及对体液丧失的耐受性均较成人为差。当烧伤面积大于10%时，就有休克发生的可能，应及时补液，补液量：2岁以下，应按%烧伤面积/kg×2单位计算；2岁以上则按%烧伤面积/kg×1.8单位计算。5%葡萄糖溶液量每日按70～100 mL/kg计算。输液过程中保持尿量每小时1 mL/kg，并根据尿量和全身情况调节输液速度。

四、创面处理

主要原则是减轻疼痛，防止创面感染和加深，及早去除坏死组织和植皮以闭合创面。

（一）早期处理

在全身情况稳定后进行清创术，创面清洁后用1∶1000苯扎溴铵液和生理盐水冲洗。大水疱可在低位剪一小口引流，只要水疱表皮完整，不要剪除，对基底有保护作用。

（二）暴露疗法

适用于头、面、会阴等部位，创面暴露于相对清洁的环境中，不盖敷料，保持创面干燥，可用烧伤治疗仪外照烘干，使形成一层干痂用以保护创面。

（三）半暴露疗法

创面上敷贴一薄层凡士林油布或含抗菌药物的纱布，然后暴露在清洁的环境中，如无感染，不更换纱布，如有积液、积脓，随时更换纱布或改用其他方法。

（四）包扎疗法

适用于肢体和手部烧伤，用生物敷料、凡士林油纱布或 1%磺胺嘧啶银霜，外层裹以较厚的灭菌敷料，以不使渗液湿透最外层敷料为准则。包扎自肢体远端向近端环绕，压力均匀，随时观察，外层敷料湿透或有异味，则更换敷料，继续包扎。

（五）削痂手术

适用于深Ⅱ度或Ⅲ度偏浅的创面。用滚轴刀削除烧伤坏死组织，而保留皮肤深层尚有活力的上皮或皮下组织。若削痂手术的创面残留上皮组织较多，可采用油纱布或异种皮覆盖；如残留上皮少，可用自体薄层皮、网状皮或小邮票皮移植。如自体皮供应不足，可用大张异体皮或异种皮覆盖创面，手术当天或 3 天后进行开窗嵌植小块自体皮。在功能部位需移植大张自体皮，以利功能和外观的恢复。

削痂手术失败的原因为：未彻底削除烧伤坏死组织而继发感染，术时止血不彻底致皮片下积血，皮片固定不良或患者一般情况不佳等。

（六）切痂手术

适用于Ⅲ度创面和手、关节部位的深Ⅱ度创面。除手背及颜面部外，切痂平面应切至深筋膜，如肌肉已有坏死，应一并切除。小面积的功能部位切痂创面，立即用大张中厚层自体皮移植，非功能部位创面则用网状皮移植。环形焦痂应行焦痂切开减张术。

（七）自然脱痂

适用于早期不宜手术切痂的深度烧伤，如躯干、大腿根部等处散在性深度创面。待焦痂自溶与肉芽形成时逐步剪除，湿敷后待肉芽清洁及早手术植皮。

（八）创面用药

常用 10%磺胺咪隆冷霜和 1%磺胺嘧啶银冷霜，前者对 G¯杆菌杀伤力大，对 G⁺球菌亦有作用，能渗透入焦痂，但可引起局部短期疼痛、过敏和代谢性酸中毒，不宜大面积使用；后者适用于烧伤后不久的创面，偶有皮肤过敏、白细胞值降低等不良反应，用药后局部疼痛明显，尤其是浅Ⅱ度创面。中草药可用于结痂和促进脱痂。目前已发现多种生长因子有促进创面愈合作用，临床使用较多的是表皮细胞生长因子（EGF）。

（九）植皮手术

自体皮片游离植皮在烧伤临床应用最为广泛。自体供皮不足时可辅助应用异体（种）皮肤，能起暂时性覆盖作用。皮瓣移植多用于康复期整形手术整复畸形和功能障碍，早期应用整形技术治疗烧伤的趋势正在发展。

人工皮肤（如 INTEGRA）已应用于临床，但价格昂贵。复合皮以玻璃质酸为原料，制成表皮细胞培养载体和与成纤维细胞共同形成的代真皮支架，移植中相互配合，并需移植自体刃厚皮片。

五、烧伤感染的防治

（一）及时正确处理创面

烧伤创面是烧伤感染的主要部位和致病菌入侵的主要途径，防治烧伤感染应从创面处理入手或以局部治疗为基础。当前全身性感染仍然是严重烧伤的常见致死原因，妥善处理和早日闭合创面，将可大大减少败血症、创面脓毒症和其他全身性感染的发生。

（二）全身支持疗法

维持和调整水、电解质和酸碱平衡，以保持机体内环境稳定。增强营养，输血和血浆，静脉滴注人体白蛋白、氨基酸或脂肪乳剂，同时补充必要的维生素和微量元素，以增强代谢和免疫功能以及修复能力。免疫血清、康复血清、免疫球蛋白及一些免疫调节剂也在临床得到应用。

（三）合理使用抗生素

烧伤患者使用抗生素分为预防性使用及治疗性使用两种，要明确用药目的，按指征用药。治疗指征是明确烧伤感染或感染性并发症，预防指征是确认明显污染或有致病菌入侵的可能。烧伤感染的常见菌总的倾向：G¯杆菌仍多于 G⁺球菌。致病菌有需氧菌、真菌和厌氧菌，但以需氧菌最为常见。倡导因地制宜有针对性地使用敏感的窄谱抗生素。

全身抗生素的应用要及时，当患者临床上出现脓毒血症或败血症症状时，即及时应用敏感抗生素大剂量静脉滴入，以保持有效的药物浓度。因为血中检出的菌种与创面的细菌大致是相同的，在未获得血培养结果之前可参照创面的菌种及其敏感试验选用敏感的抗生素。

第三节　冻伤

凡低温作用于机体所引起的损伤，统称为冷伤，分为全身性和局部性两大类。全身性冷伤是指体温过低，局部性冷伤又分冻结性和非冻结性两种。冻结性冷伤就是临床所称的冻伤，是指机体短时间暴露于极低温或较长时间暴露于冰点以下的低温所引起的局部性损伤；而非冻结性冷伤是指发生在冰点以上的低温环境中的局部性损伤，如发生在寒冷（0～10℃）和潮湿环境的战壕中的战壕足（french foot）、足部长期浸渍于冰点以上的冷水中所引起的浸足（immer-sion foot）以及冬季常见的冻疮，这些非冻结性冷伤不在本节讨论的范畴。

一、类型

（一）全身冻伤

全身冻伤的主要变化是血液循环障碍和细胞代谢损害，继而出现各种器官功能不全或衰竭。初起时，周围血管剧烈收缩，肌肉强烈痉挛，发生寒战，如持续处于低温状态，则四肢发凉、苍白或呈发绀。体温逐渐下降，待血液温度降至27℃以下时，患者感觉迟钝，四肢无力，嗜睡。最后，患者神志不清，出现呼吸抑制和循环衰竭，如不及时抢救，往往引起死亡。一般认为18～20℃是致死体温界限。复温后，仍可发生广泛组织缺氧和细胞代谢障碍后的损害，如血管通透性改变、心肌和肾功能降低等，故患者仍有遭受低血容量性休克和急性肾衰竭的危险，抢救时务必加以注意。此外，全身冻伤也可伴有局部冻伤的表现。

（二）局部冻伤

冻伤局部先有寒冷感和针刺样疼痛，皮肤苍白，继之出现麻木或知觉丧失。其突出的临床表现要到复温后才显露出来。可分为3期。

（1）反应前期。指复温融化前的阶段，此时不易判断冻伤的范围和程度，受冻部位均呈冰凉、苍白、坚硬、感觉麻木或消失。

（2）反应期。包括复温融化和复温融化后的阶段。此时冻伤的范围和程度逐渐明显，按冻伤的严重程度分为4度。I、II度冻伤创面愈合，III、IV度冻伤则有坏死组织脱落后形成肉芽创面，周围皮肤发冷，感觉减退，对寒冷敏感，呈现苍白或青紫色，这是由于交感神经或周围神经功能紊乱所致。

（3）反应后期。又称恢复期。

二、防治

（一）预防

一方面要注意防冻，做好防寒措施，改进御寒装备。服装和鞋袜大小要适合，防止过紧。皮肤暴露部位要适当加以保护，如使用口罩、手套和防风耳罩等。皮肤涂上凡士林油剂可减少皮肤散热。注意避风，因为风速与冻伤的发生及其严重程度有关。在户外值勤时，应避免肢体长期静止不动，适当活动，以增加血液循环。要保持衣服和鞋袜的干燥，受湿后及时更换，因为潮湿加速体表热量的散发，容易促发冻伤。

　　另一方面要增强机体对寒冷的适应能力。资料表明通过耐寒锻炼可以提高人体对严寒引起体温过低和冻伤的抵抗力，其方法有采用冷水浴、冷水洗脸等冷水刺激，耐寒锻炼也可与体育锻炼结合起来。寒冷适应中有一个重要机制，就是动员和产生大量热能，保证充分的能量供给极为重要。至于习惯上采用饮酒的方法来防冻是不合理的，饮酒虽可使人感觉温暖，但酒后人体散热增加，不利于防冻。此外，酒醉后意识行动失去控制，反而容易受冻。酗酒后倒卧雪地以至冻僵也曾有报道。

　　（二）治疗

　　1.复温

　　将冻伤者迅速脱离寒冷环境，防止继续受冻。一面抓紧时间尽早快速复温，一面做好抗休克、抗感染和保暖措施。受冻部位保暖，切忌用火烤、冷敷或用雪摩擦。根据前述的冻伤病理生理学，主张快速融化复温，除过于严重的冻伤或冻结时间太长者外，一般都可取得明显的疗效。缓慢融化加重组织损伤，延迟复温可影响疗效，实验报道延迟时间超过 1 小时，复温就失去价值。故在特殊情况下未能及时取得足够的温水进行复温，可把冻肢放在腋下或腹部等身体最温暖的部位，总比任其在空气中自然融化为快。

　　复温的方法是将受冻的肢体浸泡在 38～42℃ 的温水中，如温度过高，反而有害。浸泡的时间根据冻结的程度而定，一般主张持续到冻结组织软化并皮肤和指（趾）甲床出现潮红为主，使能在 5～7 分钟内复温最好，不宜超过 20 分钟。全身冻伤（冻僵）者，可采取全身保暖措施，如盖棉被、毛毯，并用热水袋等。有条件可用电热毯包裹躯干，使用红外线和短波透热等。也可将患者浸入 40～42℃ 浴盆中，水温自 34～35℃ 开始，5～10 分钟后提高水温至 42℃，待肛温升至 34℃ 并出现规则的呼吸和心跳时，停止加温，待患者的体温自行回升。对严重全身冻伤患者，可采用体外循环血液加温和腹膜透析法。静脉滴入加温至 37℃ 的 10% 葡萄糖溶液，也有助于改善循环。

　　2.全身疗法

　　（1）支持疗法。神志清醒者给予高热量的热饮料和流质饮食，必要时给予静脉营养和能量合剂，补充维生素 C 和 B₁。使用路丁和维生素 E 以保护血管壁。注意心肌功能，防治循环衰竭、休克和急性肾衰竭。

（2）舒血管疗法。给予舒血管药物以增加血流灌注：烟酸，冻伤后 1～2 小时开始给予，每次 100～200 mg，每日 3 次；罂粟碱，每次口服 30 mg，每日 3 次；妥拉唑林，每次口服 25 mg，每日 3 次。交感神经切除或阻断术，在冻伤后 36～72 小时施行较适宜。

（3）抗血流淤滞疗法。为了防止红细胞聚集、血小板凝集和血栓形成，可每日静脉滴注低分子右旋糖酐 500～1000 mL，在 8 小时内滴完，连续 1～2 周。

（4）常规注射破伤风抗毒血清。

（5）患者禁忌吸烟，以免引起微血管收缩。

（6）室温要求在 20～25℃左右，室温过高可增加疼痛和提高细胞代谢率。

3.局部处理

原则上与烧伤创面处理大致相同。

（1）Ⅰ、Ⅱ度冻伤用 0.1%苯扎溴铵溶液涂抹冻伤区及其周围皮肤，再取软质的吸收性干敷料作保暖包扎。对较大水疱，用注射器抽除其中水疱液。

（2）Ⅲ、Ⅳ度冻伤按清创步骤用肥皂水轻擦冻伤部位，然后用无菌盐水冲洗干净，取无菌纱布和棉垫保暖包扎。冻肢适当提高，以利静脉和淋巴回流。深部组织冻伤，局部用药不易到达深部发挥效能，仅要求保持创面清洁。

坏死组织如不合并感染，则应保持干燥，待坏死分界明显才进行外科处理，早期切痂术不适用于冻伤。如合并感染和痂下积脓时，需做引流。

第四节 电击伤

电击伤是指电流通过人体产生的机体损伤和功能障碍，局部损伤有电灼伤，严重的呼吸和心跳停止。处理重在预防和普及安全用电知识，务必及时抢救，分秒必争。

一、表现

（一）全身表现

电流弱、电压低、接触时间短暂的，仅有头晕、心悸、恶心、精神紧张、短暂脸色苍白、呆滞，但很快恢复，多不留后遗症状。严重的电击即刻使患者呈昏迷状态，早期死亡多因室颤导致心脏骤停，尔后呼吸停止。电击后也可因持续抽搐导致心肌缺氧或呼吸肌麻痹而发生心脏骤停。如在短暂的心脏停搏后仍能存活者，常有抽搐发作，历时数小时或更久，也可呈间歇性发作。强烈的肌肉收缩，可引起软组织损伤、关节脱位，甚至骨折。当意识清醒后，可有一段时间的耳鸣、眼花等听觉或视觉障碍，并有头晕、心悸、多汗和精神不安。电击伤也可引起内脏损伤、脊髓损伤、广泛深部肌肉坏死、肌红蛋白尿和急性肾衰竭。

（二）局部表现

电击伤引起的局部损伤可分下列两类：

（1）电接触灼伤。也称真性电灼伤，由于电流通过皮肤直接引起，有入口和出口，一般入口处灼伤比出口处严重。入口处呈边界明显的圆形或卵圆形灰黄色区域，其大小与接触导体的面积相符，伴有炎性反应。灼伤深度有时可达肌肉、骨骼或内脏。触电后1周左右有广泛组织坏死，易并发感染。与一般烧伤不同，坏死组织与正常组织的分界线显现缓慢，有时不清晰。坏死组织脱落后，遗留的肉芽组织苍白和水肿，不能接受早期植皮，创面愈合缓慢。

（2）电弧或火花灼伤。由高压电击在导体和皮肤之间所产生的电弧所致，无特征性的入口和出口。接触时间虽极短暂，但可产生 2500℃ 以上的高热，致使皮肤炭化和深部组织灼伤。有时肢体触电时，肌肉强烈收缩，在关节的屈面形成短路，发生火花而引起多处深度灼伤。电弧可使衣服燃烧而引起一般的烧伤，深浅不一，并非由触电直接所致。

二、治疗

（一）现场抢救

现场急救是关键。立即解脱电源，如总电源在现场邻近，切断电源，否则迅速利用就近的一切绝缘物挑开或分离电器或电线，切不可用手拖拉带电的触电者，以防抢救人员也触电受损。解脱电源后，使触电者平卧。有心脏骤停者，迅速进行心肺复苏。呼吸微弱或停止者，行口对口呼吸，每分钟 15～18 次；胸外心脏按压每分钟 60～80 次，连续进行，不可有 15 秒以上的停歇。坚持就地抢救，并积极联系转送就近医院进行治疗。运送途中要坚持人工呼吸与胸外心脏按压，不得中断 15 秒以上，这是提高抢救成功率和减少后遗症的关键所在。

（二）全身治疗

（1）心肺复苏。继续进行有效的心肺复苏，尽早作气管插管，加压辅助呼吸。心搏仍未恢复者，如电流的出入口在两上肢，心脏多呈松弛状态，可心内或静脉注射肾上腺素 1 mg。如电流入口分别在上、下肢，心脏多呈紧缩状态，以注射阿托品 0.5～1 mg 为好。在抢救过程中，如发现心脏搏动微弱但非室颤者，应忌用肾上腺素和异丙肾上腺素。此时应在心电监护下用药，有助于各种心律失常的及时控制，并可进行直流电除颤、复律等措施。心脏骤停时间较久者，可参照血气分析应用 5%碳酸氢钠以纠正代谢性酸中毒。自主心搏恢复后，如收缩压仍低于 8.0 kPa，仍应坚持同步胸外心脏按压，并酌用多巴胺、去甲肾上腺素等升压药。为促进自主呼吸的恢复，可早期应用呼吸中枢兴奋剂，如尼可刹米每次 1～1.5 g，洛贝林 3～6 mg 或二甲弗林 8～16 mg 静脉注射，每隔 10～15 分钟重复注射 1 次。

（2）防治脑缺氧和脑水肿。同时进行物理降温，头部放置冰帽等。给甘露醇和高渗葡萄糖脱水，加用地塞米松、镇静剂和能量合剂以改善脑细胞代谢和防止抽搐。

（3）保护肾功能。给碳酸氢钠溶液静脉注射以碱化尿液，给林格平衡盐溶液输注以利肌红蛋白和血红蛋白迅速自肾小管排出。采用多次少量呋塞米等利尿剂以减轻肾间质水肿，尿量宜维持于每小时 30～50 mL 为宜。

（三）局部治疗

电灼伤创面的治疗原则基本上与一般烧伤者相同，但因其坏死组织的分界线出现较慢，体表损害轻而深部组织的损害可能很重，应暂观察数天，保持创面清洁和干燥。待病情稳定后，做初步清创手术，切除确已失去活力的组织，用异体皮覆盖创面。待灼伤后 1 周左右分界线明显形成时再观察创面，根据具体情况完成坏死组织的彻底切除。如异体皮存活，表示没有进行性坏死，可在异体皮上开窗嵌植小片自体皮。如创面有感染，加强换药，待坏死组织脱落后在肉芽创面上行邮票植皮，注意防止血管溃破而继发大出血。电灼伤易并发感染，给予有效的抗生素，常规给破伤风抗毒血清注射。

第五节　虫蜇伤

虫蜇伤的种类很多，轻的仅有局部症状，很快消退；重的则出现全身症状，有的甚至引起死亡，故要慎重对待，切勿疏忽轻视。

一、蜂蜇伤

（一）毒理

蜂毒与蛇毒相似，包含具有抗原性质的蛋白质混合物、激肽、组胺和血清素，但毒性较轻。蜜蜂毒素能促使组胺释放，引起局部和全身反应。黄蜂及胡蜂毒素含较多的缓激肽而加剧局部反应。由于注入的毒素比较少，大多数死亡是由于严重的变态反应而不是毒液的直接作用所致。

（二）临床表现

局部灼痛红肿，一般于 24 小时消退。蜂刺留在伤口内，易引起化脓性感染，严重者可引起坏疽性改变。全身反应有呕吐、心悸、呼吸窘迫；过敏者有鼻炎、荨麻疹、黏膜水肿、气喘和过敏性休克。同时受刺数百处以上者，往往危及生命；刺伤眼结膜者，情况比较严重。黄蜂和胡蜂既能尾刺，又能口咬，局部出现组织坏死，严重的出现全身反应，如肌软弱、痉挛、抽搐或瘫痪等，并发肾小管细胞变性坏死、心律失常或过敏性休克。一般来说症状出现越早，其反应可能越严重。蜇伤后 10～14 天甚至有发生类似血清病的迟发性过敏性反应的可能。

（三）急救措施

立即拔出蜂刺，蜜蜂蜇伤的伤口敷以 5%碳酸氢钠溶液、肥皂水或 3%氨水；若是黄蜂蜇伤，则用醋酸外敷，伤口周围也可涂敷南通蛇药。有过敏者给予抗组胺药物及氢化可的松 100 mg 静脉滴注，严重者可给 1∶1000 肾上腺素 0.5 mL 肌注。

二、蜈蚣咬伤

（一）毒理

毒液内有组胺样物质及溶血蛋白质，个别可发生过敏反应。

（二）临床表现

咬伤局部红肿和灼痛，严重者可引起坏死；被咬的肢体出现淋巴管和淋巴结炎。一般仅有局部症状，但蜈蚣越大，注入毒素越多，则可引起全身症状，有头痛、眩晕、恶心、呕吐和发热等；严重者可出现过敏性休克。

（三）急救措施

立即用肥皂水或 5%～10%碳酸氢钠溶液清洗伤口，周围也可涂敷南通蛇药。疼痛明显者用冷敷或普鲁卡因局封，必要时注射哌替啶止痛；有过敏者给抗组胺药物或肾上腺皮质激素。

三、毒蜘蛛咬伤

（一）毒理

毒液主要含神经毒、细胞毒、溶血毒和透明质酸酶等，神经毒可致运动中枢麻痹而死亡。

（二）临床表现

一般蜘蛛并不伤人，伤人者也仅有局部症状，咬伤处有两个小红点，呈楔状，周围红肿和疼痛，短时间内消失。严重时全身出现痉挛性肌痛、胸部压痛感、腹肌强直和肠痉挛等，历时 1～2 天，同时有恶心、呕吐、大汗、呼吸窘迫、寒战、发热、白细胞计数增高；有的出现耳鸣、皮肤麻木感，以至血压下降和意识不清等，乃至死亡。

（三）急救措施

肢体伤口近端绑扎止血带，以阻断静脉和淋巴回流但以不影响动脉血流为度，每隔 15～20 分钟放松 1～2 分钟。伤口做十字形切开，抽吸毒液，患处外周涂敷南通蛇药。输液以加速毒液排泄，但防输液过多引起肺水肿的发生。肌肉紧张者静脉注射 10% 葡萄糖酸钙 10 mL，剧痛时酌给哌替啶。呼吸困难时给氧和呼吸兴奋剂，并加用肾上腺皮质激素。

四、蝎子刺伤

（一）毒理

蝎子有 300 多种，毒性大小不一，我国东北毒蝎毒力相当于眼镜蛇毒，可以致命。蝎子有一弯曲而尖锐的尾刺，与毒腺相通，刺人时毒液经此注入，蝎毒为无色毒蛋白，主要成分为神经毒素、溶血毒素和出血毒素，尚含有使心血管收缩及导致急性胰腺炎和高血糖症的毒素。南美洲的一种毒蝎还可引起播散性血管内凝血。

（二）临床表现

刺后局部疼痛，但无红肿，数小时后好转，最长延续 1～2 天，多数并不威胁生命。儿童被大蝎子蜇伤，症状较严重，病情发展迅速。临床表现为呼吸加快、流涎出汗，全身疼痛，口及舌肌强直，累及心肌则发生低血压和肺水肿。有的发生内脏出血。严重的可因呼吸和循环衰竭死亡。

（三）急救措施

自伤口处取出尾刺，局部用 1∶5000 高锰酸钾溶液清洗。给予 10% 葡萄糖酸钙注射。出现变态反应时，成人给皮下注射 0.1% 肾上腺素 0.3～0.5 mL，并给抗组胺药物，注意低血压和肺水肿的防治。

虫蜇伤后的全身支持疗法尤为重要，目前尚无特异的抗毒血清，主要是给予镇静剂、静脉补液、葡萄糖酸钙和抗生素等，同时注意防止休克、急性肾衰竭和呼吸衰竭等严重并发症的出现。

第四章　额面部疾病

第一节　先天性唇腭裂

一、唇腭裂患者的临床表现

（1）容貌畸形。除显著的唇腭部裂隙畸形外，唇腭裂患者往往还伴有相关的一系列容貌畸形，典型的包括：

①齿列错乱：完全性腭裂常伴有完全性唇裂，牙槽裂隙增宽。在唇裂修复后、患者牙槽骨向内塌陷，牙弓的正常弧度遭到破坏。同时裂隙两侧的牙齿因缺乏应有的骨架支持而错位萌出，由此导致患者的齿列错乱，产生错殆。

②颌骨发育不良：部分患儿同时伴有先天性上颌骨发育不良，另有部分患者在唇腭裂修复术后出现继发性上颌发育不良，导致面中部凹陷畸形以及反颌、开颌。在临床中发现，实施手术的年龄越小，对上颌骨的影响相对越大。

（2）吸吮功能障碍。由于唇腭裂患者口鼻相通，口腔内无法产生负压，因此在进食时无力吮吸，甚至乳汁自鼻孔溢出，从而影响正常喂养，严重者可导致营养不良，对修复手术造成影响。

（3）发音功能障碍。腭裂患者可出现特有的腭裂语音。其主要特点为：发元音时气流进入鼻腔产生共鸣，使元音不响亮而带有浓重的鼻音（过度鼻音）；发辅音时气流自鼻腔漏出，使口腔内无法形成足够强度的气压，导致发出的辅音不够清晰（鼻漏气）。在患儿年龄渐长之后，由于不能进行正常的发音，常出现声门塞音、咽擦音、鼻咽构音、侧化构音以及腭化构音等各种代偿性异常发音，结果形成更难以听懂的腭裂语音。

（4）听力障碍：腭裂可造成肌性损害，特别是腭帆张肌及腭帆提肌附着点的异常，常使咽腔功能障碍，咽鼓管开放能力下降，进一步影响中耳气压平衡，导致分泌性中耳炎。同时腭咽闭合不全可导致进食吞咽时食物反流，引起咽鼓管和中耳的逆行感染，使患儿并发化脓性中耳炎。多种因素对中耳的影响，可使患儿出现听力降低，而听力的障碍将进一步加剧发音功能的障碍。

（5）上呼吸道感染：鼻咽腔与外界直接相通以及进食后食物的反流、呛咳等因素，导致患儿急慢性上呼吸道感染的发生率显著增高。对患儿营养、全身状况造成影响之余，还可能因局部慢性感染灶的存在导致修复手术的失败。

二、唇腭裂的治疗

包括一系列序列治疗，需要儿科、整形外科、口腔正畸、耳鼻喉科以及心理学、语音学等各科医疗专家的共同参与，协助解决患者外形美观问题，以及结构畸形导致的各种原发及继发功能障碍。同时这些治疗措施之间亦会造成复杂的相互影响，例如唇腭裂修复手术不可避免地会引起不同程度的颌骨发育障碍。因此各科专家应联合会诊，结合患儿情况制订最适合患儿的治疗计划及具体时间表，在治疗过程中亦应注意及时沟通联系，随时应对长期治疗中出现的各种情况，方能达到令人满意的疗效。

1.序列治疗的基本原则

序列治疗的顺序目前世界范围内尚未得到统一的定论，目前依据 HK Cooper 的方法，按照患者年龄可将治疗分为几个主要阶段，各阶段均有相对侧重的治疗重点：

（1）新生儿期：侧重于各科医师对患儿畸形情况的评估、治疗计划的制订；同时口腔正畸科可根据患儿畸形情况实施修复术前矫正。

（2）出生～1岁时期：可行唇裂修复术；在患儿6个月时行听力检测，评估中耳情况。有国外专家提倡在腭裂患儿3～6个月时行鼓膜切口术置管，以增加中耳通气，减少传导性听力丧失及发生慢性耳部疾病的可能性。

（3）1～2岁时期：腭裂修复手术宜在2岁内完成；术后应监测患儿腭咽腔功能，并由家人及语音学家对患儿发音进行适当的指导及训练。

（4）2～6岁时期：可根据情况实施唇裂二期整复术以及二次咽成形术，同时应注意积极进行患儿的语音治疗、训练。在口腔正畸方面可就反颌或不良咀嚼习惯进行针对性治疗。

（5）6～12岁时期：必要时可行牙槽嵴裂植骨术；青春前期的上颌前牵引治疗、扩弓治疗等。

（6）12～18岁至以上：常规的正畸治疗、口腔修复体、赝复体治疗；外科整形美容手术；成人后对一部分患者行正畸-正颌手术联合治疗。

值得一提的是，在各个阶段，有条件的治疗小组内均应包括心理专家，以针对患儿以及家属进行心理的治疗及辅导，可对综合序列治疗起良好的辅助作用。

2.主要手术方法

（1）唇裂手术：唇裂的外科治疗要求主要侧重于外观形态，重视患者生理功能的恢复。修复时要求尽可能完全地保留或重建解剖结构标志，将移位的组织转移至正常位置，使鼻唇部的细微结构在静态及动态时均可呈现自然、对称的外观；而缺损的组织由邻近组织补充，避免任何形式的牺牲组织。作为术者，在熟悉鼻唇部解剖以及各类手术方案的基础上，还需能够根据不同的畸形情况选择合适的术式，并灵活运用甚至可以适当的改良。下面简要介绍一些唇裂修复中常用的手术方式。

①单侧唇裂：目前单侧唇裂整复术的常用术式包括下三角瓣法（改良Tennlson法）及旋转推进法（Millard法）。

②双侧唇裂：双侧唇裂整复术的常用术式包括前唇原长整复术以及增长前唇整复术。其中原长整复术设计操作简单，远期效果好，适用于生长发育阶段的婴幼儿及前唇发育较好、长度足够的成人。增长前唇整复术由于可能造成上唇过长过紧、影响上颌发育等表现，目前仅适用于前唇短小的成人及前唇特小的婴幼儿。此外，对双侧唇裂患者还可选择旋转推进法（Millard Ⅰ/Ⅱ式）及Z形修复术等术式。

（2）腭裂手术：腭裂手术是患者建立正常吸吮、呼吸、吞咽、听力以及语音功能的基础。目的主要为重建腭部正常的结构及功能。修复时要求封闭腭部裂隙、延长软腭，以尽量达到完善的腭咽闭合、恢复软腭的生理功能。同时还应尽可能减少手术创伤以及手术对上颌骨发育的干扰，并且保证手术的安全性。众多手术方式主要分为两大类：以利用邻近组织瓣封闭裂隙、保持和延伸软腭长度、恢复软腭生理功能为主的腭成形术；以及以利用咽后壁组织瓣和咽侧壁组织瓣缩小咽腔、增进腭咽闭合为主的咽成形术。常用的腭成形术包括单瓣术、两瓣术、三瓣术、梨骨瓣术、岛状瓣术、逆向双"Z"瓣术以及提肌重建术等。常用的咽成形术包括咽后壁瓣手术及腭咽肌瓣手术等。

3. 围术期处理

（1）患者一般情况：唇腭裂整复术面向的患儿年龄较小，因畸形可能导致营养不良、慢性感染，因此术前准备应充分而完善。对患儿一般情况的基本要求为血常规、出凝血功能、肝肾功能等重要血生化检查处于正常范围内，并摄胸片、心电图排除心脏等其他脏器先天性畸形。患儿体重应处于增加阶段，面部、口周及耳鼻喉咽部不存在感染灶，若患儿扁桃体增大显著、可能影响术后呼吸时，应先行摘除术。对胸腺肥大的患儿建议暂时推迟手术，或围术期服用适量激素避免应激意外。

（2）术前准备：腭裂手术应做好输血准备，必要时备好腭护板。术前清洗患者口鼻头面部，保持清洁。在唇裂术术前一周起应训练患儿习惯经汤匙喂食，以避免术后吸吮动作引起伤口裂开。

（3）术后护理：口鼻部为污染切口，因此术后应常规应用抗生素预防感染。在术后应严密观察患者生命体征，保持口腔内血液、唾液引流通畅，并防止呕吐物误吸。术后维持流质饮食2～3周，每日可用清水或1%过氧化氢溶液清洗口腔及缝线上黏附的血痂及分泌物，鼓励患儿多饮水保持口腔清洁。应注意安抚患儿，避免其情绪波动大声哭叫导致伤口裂开，禁止搔抓伤口或将手指放入口中吸吮。唇裂手术中唇部伤口缝线可于术后6～7日拆除，唇红及口腔内缝线可待其自行脱落；腭裂手术口内缝线可于术后2～3周拆除，患儿无法配合时亦可待其自行脱落。

4.术后常见并发症的处理

（1）出血：由于术中局部麻醉药物内含肾上腺素、术后患者哭闹致血压升高以及术中止血不彻底、患者全身凝血功能障碍等多种原因，可能造成术后出血。在发现出血时应观察出血部位，点状渗血可通过局部使用止血药物及填塞压迫等方式处理；活动性出血应予以缝扎，必要时可手术止血；若为DIC 等凝血功能障碍导致的出血，应予输血并给予内科药物处理。

（2）呼吸道梗阻：婴幼儿口鼻咽喉部面积小，黏膜娇嫩，口鼻部手术创伤、麻醉插管及局部感染均可能引起患儿喉部、呼吸道水肿；术后血液、分泌物及呕吐物的堵塞亦可引起呼吸道梗阻，造成呼吸困难甚至窒息。除术中轻柔操作，尽量减少对正常组织的刺激外，还可适当予以激素预防喉头水肿。术后床旁应备负压吸引装置及气切包，当疑为呼吸道梗阻时，应首先吸净口鼻腔内分泌物及痰块、血块，必要时应果断行气管切开术。

（3）感染：患儿营养不良、术前局部存在感染灶等情况均可能导致术后局部感染；术中术后误吸亦可能导致呼吸道感染，甚至肺部炎症。除术前应完善全面检查之外，术后应常规使用抗生素，并保持创面清洁卫生，防止食物、血痂及分泌物残留于缝线及创缘。

（4）伤口开裂、穿孔：手术张力过大、伤口血供不佳以及术后患儿哭闹、暴力牵拉等均可能导致伤口开裂穿孔。较小的开裂及穿孔可待其自行愈合，对于较大的开裂及穿孔，短期内在脆弱的组织间急于行Ⅱ期手术修复有导致伤口进一步扩大裂开的可能，因此应保持伤口卫生，待术后 6 个月以上方可行Ⅱ期手术修复。

第二节 颌面部损伤

颌面部损伤能危及生命的主要是窒息和出血。在颌面部损伤的急救处理时，首先要注意防止窒息。引起窒息的原因主要有：凝血块、呕吐物、碎骨片、义齿和泥土等异物堵塞呼吸道；下颌骨颏部骨折血肿压迫、舌后坠阻塞气道。特别是伴有颅脑损伤神志不清的伤员更易发生窒息。因此，对上述有可能发生窒息的伤员，应积极采取措施，防止窒息。例如清除口腔内异物，将后坠的舌牵出固定在口外等。在伤员出现窒息的紧急情况下，也可用16号针头作环甲膜穿刺或环甲膜紧急切开置管，以及时供氧，缓解伤员缺氧的状况，随后再行气管切开术。对可能发生窒息的伤员也可做预防性的气管切开术，例如口底血肿并发水肿逐渐加重阻塞气道；颌面部热气烫伤伴有呼吸道黏膜的灼伤等。颌面部伤口有大量出血的应及时止血。可采取结扎伤口内出血的血管、加压包扎或伤口内纱布填塞包扎等措施。在加压包扎或填塞伤口包扎时，都应注意保持呼吸道的通畅。对上述处理仍未能止住出血者，还可做出血同侧的颈外动脉结扎术。术中应注意颈总动脉和颈内动脉的辨别，以免误扎。

在颌面部损伤的诊疗过程中，强调生命体征的检测。首先通过对伤员的呼吸、血压、脉搏、体温，以及意识和瞳孔的检查，判断有无呼吸困难、出血、休克以及其他危及生命的严重复合伤。应针对可能危及伤员生命的情况作及时处理。颌面部损伤的进一步的诊断和治疗可在伤员生命体征稳定后进行。

处理颌面部损伤的重要原则是尽可能地恢复伤员的正常功能和容貌。只要伤员全身情况许可，应及早地处理颌面软组织损伤和颌面骨骨折，以减少面部的畸形和功能损害。

一、颌面部软组织损伤

颌面部软组织损伤的处理应结合颌面部的解剖生理特点。颌面部开放性伤口的清创缝合，应争取在伤后 6～12 小时进行，以降低感染率，提高伤口的一期愈合率。由于颌面部血运丰富，组织的抗感染和修复能力强，清创缝合的时间可以适当延长至伤后 48 小时，或更长一些时间。只要伤口无明显感染，仍可在彻底清创后做严密缝合，但需放置皮片引流。如伤口已明显感染，清创后伤口换药以控制感染，然后行二期缝合。清创时尽可能地保留组织，对创缘只作稍加修整，对可能带有血供的组织尽量保留，伤口都能获得很好的愈合。过多切除组织，既可因缝合时张力增加而使瘢痕增大，又可因缝合后组织移位而使容貌变形。对贯通口、鼻的伤口，应先关闭。缝合时注意面部一些解剖标志，如唇红、鼻翼、口角等准确对位缝合。对较大的皮肤缺损，可做植皮、邻近皮瓣转移或吻合血管游离皮瓣等修复。

（1）擦伤。多发生于面部较突出的部位，如颧、额、鼻、上唇以及颏部。创面较浅，出血轻微，常有泥沙、煤渣等异物附着。治疗的要点是清洁创面、去除异物，避免遗留色素性瘢痕。创面清洁后任其干燥结痂，数日后即可愈合。

（2）挫伤。常因钝器直接打击或跌倒撞击所致。多发生于颧颊部。受伤部位皮肤虽无破损，但局部肿胀疼痛，皮下可见淤血。治疗重点在于止血、止痛、预防感染、促进血肿吸收和恢复功能。治疗早期冷敷和加压包扎，以减轻出血肿胀。止血后可做热敷、理疗以促进血肿的吸收。颞下颌关节挫伤可出现关节区疼痛和张口受限。处理上采取措施使关节减压和休息：即在两侧磨牙间放置 2～3 mm 厚的橡皮垫，再用颅颌弹性绷带将下颌颏部向上悬吊，使髁突下降，减低关节内压力，以减轻疼痛。伤后 10～15 天开始理疗、张口训练，以促进功能恢复。

（3）刺伤。因锐器刺入所致。刺伤的特点是伤口小而深，常为盲管伤，也可为贯通伤。可刺入口腔、鼻腔、鼻窦，甚至深达颅底，伤及重要神经和血管。伤口内可能留有折断的刺入物和被带入的泥沙。清创时应注意止血和清除异物。

（4）切割伤。多为刀片或玻璃碎片等锐器切割所致。伤口的特点是边缘整齐、伤口哆开，可伴有知名血管断裂出血、面神经割伤而致面瘫、腮腺导管切断引起涎瘘。清创时应注意面神经和腮腺导管的损伤，并及时处理。

（5）撕裂伤。由于钝器急速撞击颌面部，致皮肤及软组织被撕开。是颌面部较为严重的损伤。伤口特点是边缘不整齐，伤口较深，出血较多，常有深部组织如血管、神经、骨骼暴露。易发生休克。应及时清创缝合。

二、颌面部骨骨折

颌面骨骨折以下颌骨最多见，其次为颧骨、颧弓和鼻骨。因颌骨骨折常常引起咬颌关系的错乱，所以在诊治颌骨骨折时，检查上下颌牙齿间的咬颌关系非常重要。咬颌关系改变既是诊断颌骨骨折的重要体征，咬颌关系是否恢复正常又是判断颌骨骨折有无正确复位的重要指征。

（1）上颌骨骨折。上颌骨是面部最大的骨骼，也是构成面中1/3的主要骨骼。虽然上颌骨骨质较薄，上颌窦使骨体中空，但由于被四周突出的面骨所保护，所以上颌骨骨折的发生率较下颌骨低，约占颌面骨骨折的20%。

上颌骨与邻骨相连接的骨缝成为薄弱区，这些薄弱区就是上颌骨容易发生骨折的部位。上颌骨骨折线所经过的部位有一定的规律性。Lefort（1901）根据上颌骨的解剖特点，按不同的骨折线走向，将上颌骨骨折分为3种类型，即 LeFort Ⅰ、Ⅱ、Ⅲ型。临床上将 LeFort Ⅰ 型称为低位骨折，LeFort Ⅱ 型称为中位棱锥形骨折、LeFortⅢ型称为高位骨折。LeFort Ⅰ 型骨折线于梨状孔附近，向外后方经上颌牙根尖上方的牙槽基底和上颌结节上方，向后延伸至蝶骨翼突处。LeFort Ⅱ 型骨折线经鼻骨与额骨相接处，横过眶内侧壁至眶底，然后经颧骨下方延伸至蝶骨翼突。LeFortⅢ型骨折线从鼻额缝，于眶底向外在颧骨上方横过，至蝶骨翼突处。LeFortⅢ型骨折是上颌骨骨折的分类基础。上颌骨正前方受到暴力打击，还可产生上颌骨矢状骨折，使腭中缝裂开。

（2）下颌骨骨折。下颌骨位于面部下方马蹄形状的骨骼，面积较大，并且突出，容易受伤，无论是平时还是战时，下颌骨骨折的发生率都占颌面骨骨折的首位，其骨折的发生率占颌面骨骨折的25%～72%。下颌骨正中联合、颏孔区、下颌角和髁突颈等解剖薄弱结构是下颌骨骨折的好发部位。

（3）颧弓颧骨骨折。颧骨是面部明显突出的部分，较易受伤骨折。颧骨与上颌骨、额骨、颞骨和蝶骨相连接，骨折多发生于上述骨连接处。一般分为颧骨骨折和颧弓骨折。颧骨骨折分单纯性颧骨骨折、颧骨与颧弓联合骨折、上颌骨与颧骨联合骨折、颧骨多发骨折。颧弓骨折分双线型骨折、三线型骨折以及多发性骨折。颧弓骨折可单独发生，而颧骨骨折多伴有颧弓骨折。

第三节　化脓性腮腺炎

化脓性腮腺炎可分为急性和慢性。临床上以慢性化脓性腮腺炎多见，而急性化脓性腮腺炎往往是慢性腮腺炎的急性发作。慢性化脓性腮腺炎或称复发性腮腺肿胀（chronic recurrent parotitis），其特点是间隔时间长短不一，腮腺发生不同程度的反复肿胀和唾液中带有雪花样脓性分泌物。

病变一侧腮腺反复肿胀、伴有疼痛，间隔时间长短不一，进食时因涎液滞留而疼痛加重。肿胀常为双侧位。口腔有异味感，特别是早晨起床时自觉从导管口有带咸味的黏稠液体流出。检查可见导管口乳头轻微红肿，挤压腮腺区有脓性分泌物从导管口溢出。有时在颊黏膜下可扪及粗硬条索状的主导管和结石。慢性化脓性腮腺炎一般都无全身症状，如转为急性化脓性腮腺炎时，可有不同程度的腮腺红肿和全身发热等。

诊断主要根据病史、临床特征及 X 线检查。腮腺造影呈现腮腺导管扩张。轻者末梢导管扩张，腺泡破坏，呈点状、球状的造影剂聚集；管腔粗细不匀形似腊肠状；腺体部分呈斑点状末梢导管扩张。因此，文献上有称本病为慢性斑点状腮腺炎。重者主导管扩张，有的可达 1 cm。应与流行性腮腺炎、炎症型舍格伦综合征、良性腮腺肿大及良性淋巴上皮病等相鉴别。慢性复发性腮腺炎表现为腺泡萎缩，甚至消失，代之以增生的纤维组织。腺导管增生扩张并有黏液细胞化生，周围及间质有慢性炎症细胞浸润。而 Sjogren 综合征主要表现为良性淋巴上皮病变。

慢性复发性腮腺炎儿童和成人的治疗有所不同。在儿童要多饮水，每天按摩腺体帮助排唾液，保持口腔卫生等；若有急性炎症表现则可用抗生素。成年人慢性复发性腮腺炎的治疗基本原则同上，但治疗效果并不理想。不能明确结石存在和导管狭窄的慢性化脓性腮腺炎，或者病变程度轻，偶尔急性炎症发作者可采用保守治疗。物理疗法可用超声波、红外线或氦氖激光照射。也可用抗生素、甲紫，碘油等注入导管。用1%甲紫注入导管，产生的较强化学性刺激反应，使扩张的导管闭锁，腺体纤维化萎缩，故又称"化学性腮腺切除"。有明确的腮腺导管结石、腮腺主导管粗大潴留脓肿、肿胀发作频繁者，以及导管及腺泡病变严重，腺组织萎缩，分泌功能大部丧失，对保守治疗无效时，可考虑做保留面神经的腮腺切除。必须强调的是应将腺组织尽可能摘除，并应将腮腺导管全长完全切除，否则术后在残存导管段仍可能形成潴留脓肿。术后如有面瘫表现可用甲钴胺等药物并配合理疗。

慢性复发性腮腺炎有周期性发作，半数以上患者首次发病有流行性腮腺炎接触史，且10岁以下男性儿童发病机会最大，因此，预防本病的关键是增强身体抵抗力，防止继发感染，多饮水，每餐后用淡盐水漱口，保持口腔卫生，能大大减少发病率。对慢性阻塞性腮腺炎则以除去某些原因，如涎石或异物、导管口周围瘢痕，可达到预防该病的目的。

第五章　颈部疾病

第一节　甲状腺癌

甲状腺癌发病数大约占所有癌症的 1%，发病原因还不清楚。在地方性结节性甲状腺肿流行区，甲状腺癌特别是低分化甲状腺癌的发病率很高。调查发病率，男性每年低于 3/10 万，而女性却要高 2～3 倍，各种类型的甲状腺癌年龄分布亦不同，乳头状腺癌分布最广，可发生于 10 岁以下儿童至百岁老人；滤泡状癌多见于 20～100 岁，髓样癌多见于 40～80 岁，未分化癌多见于 40～90 岁。

一、诊断

（一）病史及体格检查

（1）病史。甲状腺癌的诊断贵在早期。病史方面要警惕下列情况：①地方性甲状腺肿非流行地区的儿童甲状腺结节。②成年男性甲状腺内的单发结节。③多年的甲状腺结节短期内明显增大。④儿童期曾接受颈部放射治疗者，应予重视。

（2）临床表现。由于甲状腺癌有多种不同的病理类型和生物学特性，其临床表现也各不相同。它可与多发性甲状腺结节同时存在，多数无症状，偶然发现颈前区有一结节或肿块，有的肿块已存在多年而在近期才迅速增大或发生转移。有的患者长期以来无不适主诉，到后期出现颈淋巴结转移、病理性骨折、声音嘶哑、呼吸障碍、吞咽困难甚至 Horner 综合征才引起注意。局部体征也不尽相同，可呈甲状腺不对称结节或肿块，肿块或在腺体内，随吞咽而上下活动。当周围组织或气管受侵时，肿块即固定。

（3）体格检查。甲状腺结节有时很小，不易触及，体检时要认真做好扪诊。凡发现孤立性甲状腺结节，都要排除甲状腺癌的可能。如结节坚硬而不平整，伴颈淋巴结肿大或喉返神经麻痹者，癌肿的可能性很大。同样，如在甲状腺的多发性结节中发现一个结节特别突出而且较硬，也应疑有甲状腺癌的可能。此外，如果甲状腺本身出现不对称的肿大或硬结，且增大迅速，或已固定，都应考虑甲状腺癌的可能。在诊断时，不要过分依赖肿块表面不平和质地坚硬作为甲状腺癌的特征。有些甲状腺癌的肿块可以很柔软、光滑，活动度也大，这在乳头状腺癌中并不少见。相反，钙化严重的甲状腺腺瘤、结节性甲状腺肿以及硬化性甲状腺炎质地却较硬，表面有颗粒感，易误诊为甲状腺癌。

（二）辅助检查

（1）^{131}I 或 ^{99m}Tc 甲状腺扫描。只能反映出结节的形态及其摄取同位素功能，不能确定其性质。但从临床资料表明，在热结节、温结节、凉结节和冷结节的扫描图像中，甲状腺癌的可能性依次递增。扫描可检出 0.5 cm 以上的结节，如其丧失摄取同位素的功能，可考虑为甲状腺癌（应经超声检查排除囊肿的存在），但要注意甲状腺癌并非都表现为冷结节。此外，同位素分布的缺损与肿瘤的大小有关，有时功能减损的肿瘤图像可被正常甲状腺组织所掩盖。少数甲状腺癌显示为热结节。

（2）细针抽吸细胞学检查。宜在手术前 1 天进行，诊断符合率高。有 10% 病例不能做出进一步的细胞分类，仍需手术探查，做组织学检查。

患者有下列表现者应警惕癌性结节的可能。①在地方性甲状腺肿非流行区，14 岁以下儿童的甲状腺单个结节，其中 10%～50% 是恶性。但都是分化较好的甲状腺癌。②成年男性甲状腺内的单发结节。③多年存在的甲状腺结节，短期内明显增大。④滨海居住的患者，单发结节为癌的机会远比来自地方性甲状腺肿流行区的患者为高。⑤儿童期头颈部曾接受过放射治疗的患者，甲状腺单个结节更可疑。⑥结节质地坚硬、固定、不规则，伴同侧颈部淋巴结肿大或声带麻痹。⑦颈部 X 线摄片示甲状腺内的钙化阴影为云雾状或颗粒状，边界不规则，甲状腺癌导致的气管狭窄常常影响左右径，前后径可以正常。⑧B 超检查呈实性或囊实性，内部回声不均匀，边界不清楚和不规则。⑨穿刺检查发现肿瘤细胞，囊性肿物抽出液可能逐渐变为暗红色，这是甲状腺乳头腺癌转移灶的一种特征；个别恶性度较高的甲状腺癌，首先表现为肿大的颈淋巴结（转移癌），原发甲状腺癌反而未被患者察觉，一般说来，甲状腺单发结节较多发结节或结节性甲状腺肿更有可能为恶性。

二、治疗

（一）外科治疗

外科治疗主要涉及两个问题，一是对可疑为癌的甲状腺结节如何正确处理；二是对已确诊的甲状腺癌应该采用何种治疗方案。

（1）可疑甲状腺癌性结节的处理。比较合理的方案是进行筛选，对所有甲状腺结节常规做 ^{131}I 扫描。除了功能性或炎性结节外，都可采用手术探查。

（2）确诊病例的治疗。对已确诊为甲状腺癌者应采用何种处理，取决于患者的体质情况、癌肿的病理类型和临床分期。

（二）化学治疗

分化型甲状腺癌对化疗反应差，仅有选择地应用，或与其他治疗方法联用于一些晚期无法切除或远处转移的患者。以多柔比星（ADM，阿霉素）最有效，有效率可达 30%～45%，可使患者延长生命，甚至在癌灶无缩情况下长期生存。相比而言，未分化癌对化疗则较敏感，多采用联合化疗。常用药物：多柔比星，环磷酰胺（CTX），丝裂霉素（MMC），长春新碱（VCR）。如 COA 方案：CTX 0.8 g，第 1 天；VCR 1.4 mg/m^2，第 1 和第 8 天；ADM 30～40 mg/m^2，第 1 天。每 21 天为 1 周期。

（三）内分泌治疗

甲状腺素能抑制 TSH 分泌从而对甲状腺组织的增生和分化好的癌瘤有抑制作用，对乳头状癌和滤泡状癌有较好的治疗效果。因此，在上述类型甲状腺癌手术后常规给予甲状腺素，对预防癌的复发和转移灶的治疗均有一定效果，但对未分化癌无效。一般每日用甲状腺素片 80～120 mg，以维持较高的甲状腺激素水平。

（四）放射治疗

各种类型的甲状腺癌对放射线的敏感性差异很大，分化越好，敏感性越差；分化越差，敏感性越高。因此，未分化癌的治疗主要是放射治疗。

第二节　甲状腺功能亢进症

甲状腺功能亢进症（以下简称甲亢）系指因甲状腺分泌过多而引起的一系列高功能状态，是仅次于糖尿病的常见内分泌疾病，有 2%～4%的育龄妇女受累。其基本特征包括甲状腺肿大，基础代谢增加和自主神经系统的紊乱。根据其病因和发病机制的不同可分为以下几种类型：①弥漫性甲状腺肿伴甲亢：也称毒性弥漫性甲状腺肿或突眼性甲状腺肿，即 Graves 病，占甲亢的 80%～90%。为自身免疫性疾病。②结节性甲状腺肿伴甲亢：又称毒性多结节甲状腺肿即 Plummer 病。患者在结节性甲状腺肿多年后出现甲亢，发病原因不明。近年来在甲亢的构成比上有增加的趋势，并有地区性。③自主性高功能甲状腺腺瘤或结节：约占甲亢的 9%，病灶多为单发。呈自主性且不受促甲状腺素（TSH）调节，病因也不明确。④其他原因引起的甲亢：包括长期服用碘剂或乙胺碘呋酮等药物引起的碘源性甲亢；甲状腺滤泡性癌过多分泌甲状腺素而引起的甲亢；垂体瘤过多分泌 TSH 而引起的垂体性甲亢；肿瘤如绒毛癌、葡萄胎、支气管癌、直肠癌可分泌 TSH 所以称之为异源性 TSH 综合征，卵巢畸胎瘤（含甲状腺组织）属异位分泌过多甲状腺素；甲状腺炎初期因甲状腺破坏造成甲状腺激素释放过多可引起短阵甲亢表现；最后还有服用过多甲状腺素引起的药源性甲亢等。在这些类型的甲亢中以前三者特别是 Graves 病比较常见且与外科关系密切，所以本节予以重点讨论。

一、弥漫性甲状腺肿伴甲亢

弥漫性甲状腺肿伴甲亢即 Graves 病，简称 GD，是由自身免疫紊乱而引起的多系统综合征，1835 年 Robert Graves 首先描述了该综合征，包括高代谢、弥漫性甲状腺肿、眼征等。

（一）诊断

1.临床表现

GD 在女性更为多见，患者男女之比为 $1：5～1：7$，但心脏情况、压迫症状、术中问题和术后反应在男性均较明显。高发年龄为 $21～50$ 岁。在碘充足地区自身免疫性甲状腺疾病的发病率远高于碘缺乏地区。该病起病缓慢，典型者高代谢症群、眼症和甲状腺肿大表现明显，轻者易与神经症混淆，老年、儿童或仅表现为突眼、恶病质、肌病者诊断需谨慎。

（1）甲状腺肿。为 GD 的主要临床表现或就诊时的主诉。甲状腺呈弥漫、对称性肿大，质软，无明显结节感。少数（约 10%）肿大不明显或不对称。在甲状腺上下部特别是上部可扪及血管震颤并闻及血管杂音。这些构成 GD 的甲状腺特殊体征，在诊断上有重要意义。

（2）高代谢症群。患者怕热多汗，皮肤红润。可有低热，危象时可有高热。患者常有心动过速、心悸。食欲胃纳亢进但疲乏无力、体重下降，后者是较为客观的临床指标。

（3）神经系统。呈过度兴奋状态，表现为易激动、神经过敏、多言多语、焦虑烦躁、多猜疑，有时出现幻觉甚至亚躁狂。检查时可发现伸舌或两手平举时有细震颤，腱反射活跃。但老年淡漠型甲亢患者则表现为一种抑制状态。

（4）眼症。分为两种，多数表现为对称性非浸润性突眼也称良性突眼，主要是因交感神经兴奋使眼外肌和上睑肌张力增高，而球后组织改变不大。

临床上可见到患者眼睑裂隙增宽，眼球聚合不佳，向下看时上眼睑不随眼球下降，眼向上看时前额皮肤不能皱起。另一种为少见而严重的恶性突眼，主要因为眼外肌、球后组织水肿、淋巴细胞浸润所致。但这类患者的甲亢可以不明显，或早于甲亢出现。

（5）循环系统。可表现为心悸、气促。窦性心动过速达 100～120 次/分，静息或睡眠时仍较快，脉压增大。这些是诊断、疗效观察的重要指标之一。心律失常可表现为期前收缩、房颤、房扑以及房室传导阻滞。心音、心脏搏动增强，心脏扩大甚至心力衰竭。老年淡漠型甲亢则心动过速较少见，不少可合并心绞痛甚至心肌梗死。

（6）其他。消化系统除有食欲增加外，还有大便次数增多。而老年以食欲减退、消瘦为突出。血液系统中有外周血白细胞总数减少，淋巴细胞百分比和绝对数增多，血小板减少，偶见贫血。运动系统表现为软弱无力，少数为甲亢性肌病。生殖系统的表现在男性可表现为阳痿、乳房发育；女性为月经减少，周期延长甚至闭经。皮肤表现为对称性黏液性胫前水肿，皮肤粗糙，指端增厚，指甲质地变软与甲床部分松离。甲亢早期肾上腺皮质功能活跃，重症危象者则减退甚至不全。

2.辅助检查

对于有上述临床症状与体征者应作进一步甲状腺功能检查，在此对一些常用的检查进行评价：

（1）摄 ^{131}I 率正常值。3 小时为 5%～25%，24 小时为 20%～45%。甲亢患者摄 ^{131}I 率增高且高峰提前至 3～6 小时。女子青春期、绝经期、妊娠 6 周以后或口服雌激素类避孕药也偶见摄 ^{131}I 率增高。摄 ^{131}I 率还因不同地区饮水、食物及食盐中碘的含量多少而有差异。甲亢患者治疗过程中不能仅依靠摄 ^{131}I 率来考核疗效。但对甲亢放射性 ^{131}I 治疗者摄 ^{131}I 率可作为估计用量的参考。缺碘性、单纯性甲状腺肿患者摄 ^{131}I 率可以增高，但无高峰提前。亚急性甲状腺炎者 T_4 可以升高但摄 ^{131}I 率下降呈分离现象。这些均有利于鉴别诊断。

（2）T_3、T_4 测定。可分别测定 TT_3、TT_4、FT_3 和 FT_4，其正常值因各个单位采用的方法和药盒不同而有差异，应注意参照。TT_4 可作为甲状腺功能状态的最基本的一种体外筛选试验，它不受碘的影响，无辐射的危害，在药物治疗过程中可作为甲状腺功能的随访指标，若加服甲状腺片者测定前需停用该药。但是凡能影响甲状腺激素结合球蛋白（TBG）浓度的各种因素均能影响 TT_4 的结果。对 T_3 型甲亢需结合 TT_3 测定。TT_3 是诊断甲亢较灵敏的一种指标。甲亢时 TT_3 可高出正常人 4 倍，而 TT_4 只有 2 倍。TT_3 对甲亢是否复发也有重要意义，因为复发时 T_3 先升高。在功能性甲状腺腺瘤、结节性甲状腺肿或缺碘地区所发生的甲亢多属 T_3 型甲亢，也需进行 TT_3 测定。TBG 同样会影响 TT_3 的结果应予以注意。为此，还应进行 FT_4、FT_3 特别是 FT_3 的测定。FT_3 对甲亢最灵敏，在甲亢早期或复发先兆 FT_4 处于临界时 FT_3 已升高。

（3）基础代谢率（BMR）。目前多采用间接计算法（静息状态时：脉搏+脉压－111＝BMR），正常值在-15%～+15%之间。BMR 低于正常可排除甲亢。甲亢以及甲亢治疗的随访 BMR 有一定价值，因为药物治疗后 T_4 首先下降至正常，甲状腺素外周的转化仍增加，T_3 仍高故 BMR 仍高于正常。

（4）TSH 测定。可采用高灵敏放免法（HS－TSH IRMA），优于 TSH 放免法（TSH RIA），因为前者降低时能帮助诊断甲亢，可减少 TRH 兴奋试验的使用。灵敏度和特异度优于 FT_4。

（5）T_3 抑制试验。该试验仅用于一些鉴别诊断。如甲亢患者摄 ^{131}I 率增高且不被 T_3 抑制，由此可鉴别单纯性甲状腺肿。对突眼尤其是单侧突眼可以此进行鉴别，浸润性突眼 T_3 抑制试验提示不抑制。而且甲亢治疗后 T_3 能抑制者复发机会少。

（6）TRH 兴奋试验。该试验也仅用于一些鉴别诊断。甲亢患者静脉给予 TRH 后 TSH 无反应；若增高可除外甲亢。该方法省时，无放射性，不需服用甲状腺制剂，所以对有冠心病的老年患者较适合。

（7）TRAb 和 TSAb 的检测。可用于病因诊断和治疗后预后的评估，可与 T_3 抑制试验相互合用。前者反映抗体对甲状腺细胞膜的作用，后者反映甲状腺对抗体的实际反应性。

二、治疗

甲亢的病因尚不完全明了。治疗上首先应减少精神紧张等不利因素，注意休息和营养物质的提供。然后通过以下 3 个方面，即消除甲状腺素的过度分泌，调整神经内分泌功能以及一些特殊症状和并发症的处理。消除甲状腺素过度分泌的治疗方法有 3 种：药物、手术和同位素治疗。

1.抗甲状腺药物治疗

以硫脲类药物如甲基或丙硫氧嘧啶（PTU）、甲巯咪唑和卡比马唑为常用，其药理作用是通过阻止甲状腺内过氧化酶系抑制碘离子转化为活性碘而妨碍甲状腺素的合成，但对已合成的激素无效，故服药后需数日才起作用。丙硫氧嘧啶还有阻滞 T_4 转化为 T_3、改善免疫监护的功能。PTU 和甲巯咪唑的比较：①两者均能抑制甲状腺激素合成，但 PTU 还能抑制外周组织的细胞内 T_4 转化为 T_3，它的作用占 T_3 水平下降的 10%～20%。甲巯咪唑没有这种效应。②甲巯咪唑的药效强度是 PTU 的 10 倍，5 mg 甲巯咪唑的药效等于 50 mg PTU。尤其是甲巯咪唑在甲状腺细胞内存留时间明显长于 PTU，甲巯咪唑 1 次/天，药效可达 24 小时。而 PTU 必须 6～8 小时服药 1 次，才能维持充分疗效。故维持期治疗宁可选用甲巯咪唑，而不选用 PTU。

药物治疗的适应证为：症状轻，甲状腺轻-中度肿大；20 岁以下或老年患者；手术前准备或手术后复发而又不适合放射治疗者；辅助放射治疗；妊娠妇女，多采用丙硫氧嘧啶，该药相对通过胎盘的能力相对小些。而不用甲巯咪唑，因为甲巯咪唑与胎儿发育不全有关。希望最低药物剂量达到 FT_4、FT_3 在正常水平的上限以避免胎儿甲减和甲状腺肿大，通常丙硫氧嘧啶 100～200 mg/d。这类药物也可通过乳汁分泌，所以必须服药者不能母乳喂养。如果症状轻又没有并发症，可于分娩前 4 周停药。

治疗总的疗程为 1.5～2 年。起初 1～3 个月予以甲巯咪唑 30～40 mg/d，不超过 60 mg/d。症状减轻，体重增加，心率降至 80～90 次/分，T_3、T_4 接近正常后可每 2～3 周降量 5 mg 共 2～3 个月。最后 5 mg/d 维持。避免不规则停药，酌情调整用量。

其他药物：β-阻滞剂普萘洛尔 10～20 mg Tid，可用于交感神经兴奋性高的 GD 患者，以改善心悸心动过速、精神紧张、震颤和多汗。也可作为术前准备的辅助用药或单独用药。在有甲亢危象、需紧急甲状腺手术又不能服用抗甲状腺药物或抗甲状腺药物无法快速起效时可用大剂量普萘洛尔 40 mg

Qid 快速术前准备。对甲亢性眼病也有一定效果。但在患有支气管哮喘、房室传导阻滞、心衰的患者禁用，I 型糖尿病患者慎用。普萘洛尔对妊娠晚期可造成胎儿宫内发育迟缓、小胎盘、新生儿心动过缓和胎儿低血糖，增加子宫活动和延迟宫颈的扩张等不良反应，因此只能短期应用，一旦甲状腺功能正常立即停药。

在抗甲状腺药物减量期加用甲状腺片 40～60 mg/d 或甲状腺素片 50～100 μg/d 以稳定下丘脑-垂体-甲状腺轴，避免甲状腺肿和眼病的加重。妊娠甲亢患者在服用抗甲状腺药物也应加用甲状腺素片以防胎儿甲状腺肿和甲减。甲状腺素片还可以通过外源性 T_4 抑制 TSH 从而使 TSAb 的产生减少，减少免疫反应。T_4 还可使 HLA-DR 异常表达减弱。另外可直接作用于特异的 B 淋巴细胞而减少 TSAb 的产生，最终使 GD 得以长期缓解、减少复发。

2.手术治疗

甲亢手术治疗的病死率几乎为零，并发症和复发率低，可迅速和持久达到甲状腺功能正常，并有避免放射性碘及抗甲状腺药物带来的长期并发症和获得病理组织学证据等独特优点，手术能快速有效地控制并治愈甲亢；但仍有一定的复发率和并发症，所以应掌握其适应证和禁忌证。

（1）手术适应证。甲状腺肿大明显或伴有压迫症状者；中-重度以上甲亢（有甲亢危象者可考虑紧急手术）；抗甲状腺药物无效、停药后复发、有不良反应而不能耐受或不能坚持长期服药者；胸骨后甲状腺肿伴甲亢；中期妊娠又不适合用抗甲状腺药物者。若甲状腺巨大、伴有结节的甲亢妊娠妇女常需大剂量抗甲状腺药物才有作用，所以宁可采用手术。

（2）手术禁忌证。青少年（<20 岁），轻度肿大，症状不明显者；严重突眼者手术后突眼可能加重，应不予以考虑手术；年老体弱有严重心、肝和肾等并发症不能耐受手术者；术后复发因粘连而使再次手术并发症增加、切除腺体体积难以估计而不作首选。但对药物无效又不愿意接受放射治疗者有再次手术的报道，术前用超声检查了解两侧腺体残留的大小，此次手术腺叶各留 2 g 左右。

（3）术前准备。术前除常规检查外，应进行间接喉镜检查以了解声带活动情况。颈部和胸部摄片了解气管和纵隔情况。查血钙、磷。为了减少术中出血、避免术后甲亢危象的发生，甲亢手术前必须进行特殊的准备。手术前准备常采用以下两种准备方法：

①碘剂为主的准备：在服用抗甲状腺药物一段时间后患者的症状得以控制，心率在 80～90 次/分，睡眠和体重有所改善，基础代谢率在 20%以下，即可开始服用复方碘溶液［又称卢戈（Lugol）液］。该药可抑制甲状腺的释放，使滤泡细胞退化，甲状腺的血运减少，腺体因而变硬变小，使手术易于进行并减少出血量。卢戈溶液的具体服法有两种：第一天开始每日 3 次，每次 3～5 滴，逐日每次递增 1 滴，直到每次 15 滴，然后维持此剂量继续服用；从第一天开始即为每次 10 滴，每日 3 次。共 2 周左右，直至甲状腺腺体缩小、变硬、杂音和震颤消失。局部控制不满意者可延长服用碘剂至 4 周。但因为碘剂只能抑制释放而不能抑制甲状腺的合成功能，所以超过 4 周后就无法再抑制其释放，反而引起反跳。故应根据病情合理安排手术时间，特别对女性患者注意避开经期。开始服用碘剂后可停用甲状腺片。因为抗甲状腺药物会加重甲状腺充血，除病情特别严重者外，一般于术前 1 周停用抗甲状腺药物，单用碘剂直至手术。妊娠合并甲亢需手术时也可用碘剂准备，但碘化物能通过胎盘引起胎儿甲状腺肿和甲状腺功能减退，出生时可引起初生儿窒息。故只能短期碘剂快速准备，碘剂不超过 10 天。术后补充甲状腺素片以防流产。对于特殊原因需取消手术者，应该再服用抗甲状腺药物并逐步对碘剂进行减量。术后碘剂 10 滴 Tid，连续服 5～7 天。

②普萘洛尔准备：普萘洛尔除可作为碘准备的补充外，对于不能耐受抗甲状腺药物及碘剂者，或严重患者需紧急手术而抗甲状腺药物无法快速起效可单用普萘洛尔准备。普萘洛尔不仅起到抑制交感兴奋的作用，还能抑制 T_4 向 T_3 的转化。β-络克同样可以用于术前准备，但该药无抑制 T_4 向 T_3 转化的作用，所以 T_3 的好转情况不及普萘洛尔。普萘洛尔剂量是每次 40～60 mg，6 小时 1 次。一般在 4～6 天后心率即接近正常，甲亢症状得到控制，即可以进行手术。由于普萘洛尔在体内的有效半衰期不满 8 小时，所以最后一次用药应于术前 1～2 小时给予。术后继续用药 5～7 天。特别应该注意手术前后都不能使用阿托品，以免引起心动过速。单用普萘洛尔准备者麻醉同样安全、术中出血并未增加。严重患者可采用大剂量普萘洛尔准备但不主张单用（术

后普萘洛尔剂量也应该相应地增大），并可加用倍他米松 0.5 mg Q6h 和碘番酸 0.5 Q6h。甲状腺功能可在 24 小时开始下降，3 天接近正常，5 天完全达到正常水平。短期加用普萘洛尔的方法对妊娠妇女及小孩均安全。但前面已提及普萘洛尔的不良反应，所以应慎用。以往认为严重甲亢患者手术会引起甲状腺素的过度释放，但通过术中分析甲状腺静脉和外周静脉血的 FT_3、FT_4 并无明显差异，所以认为甲亢危重病例紧急手术是可取的。

（4）手术方法。常采用颈丛麻醉，术中可以了解发音情况，以减少喉返神经的损伤。对于巨大甲状腺有气管压迫、移位甚至怀疑将发生气管塌陷者，胸骨后甲状腺肿者以及精神紧张者应选用气管插管全麻。

（5）手术方式。如何确定切除甲状腺的范围即保留多少甲状腺体积，目前尚无一致的看法。若行次全切除即每侧保留 6～8 g 甲状腺组织，术后复发率为 23.8%；而扩大切除即保留约 4 g 的复发率为 9.4%；近全切除即保留<2 g 者的复发率为 0%。各组之间复发时间无差异。但切除范围越大发生甲状腺功能减退即术后需长期服用甲状腺片替代的概率越大。如甲状腺共保留 7.3g 或若双侧甲状腺下动脉均结扎者保留 9.8 g 者可不需长期替代。考虑到甲状腺手术不仅可以迅速控制其功能，还能使自身抗体水平下降，而且甲减的治疗远比甲亢复发容易处理，所以建议切除范围适当扩大即次全切除还不够，每侧应保留 5 g 以下（2～3 g 峡部全切除）。当然也应考虑甲亢的严重程度、甲状腺的体积和患者的年龄。巨大而严重的甲亢切除比例应该大一些，年轻患者考虑适当多保留甲状腺组织以适应发育期的需要。术中可以从所切除标本上取同保留的甲状腺相应大小体积的组织称重以估计保留腺体的重量。但仍有误差，所以有作者建议一侧行腺叶切除和另一侧行大部切除（保留 6 g）。但常用于病变不对称的结节性甲状腺肿伴甲亢者，病变严重侧行腺叶切除。但该侧发生喉返神经和甲状旁腺损伤的概率相对较保留后薄膜的高，所以也要慎重选择。对极少数或个别 Graves 病突眼显著者，选用甲状腺全切除术，其好处是可降低 TSH 受体自身抗体和其他甲状腺抗体，减轻眶后脂肪结缔组织浸润，防止眼病加剧以致牵拉视神经而导致萎缩，引起失明以及重度突眼，角膜长期显露而受损导致失明。当然也防止了甲亢复发，但需终身服用甲状腺素片。毕竟属于个别患者选用本手术，要详细向患者和家属说明，取得同

意。术前检查血清抗甲状腺微粒体抗体，阳性者术后发生甲减的病例增多。因此，此类患者术中应适当多保留甲状腺组织。

（6）手术步骤。切口常采用颈前低位弧形切口，甲状腺肿大明显者应适当延长。颈阔肌下分离皮瓣，切开颈白线，离断颈前带状肌。先处理甲状腺中静脉，充分显露甲状腺。离断甲状腺悬韧带以利于处理上极。靠近甲状腺组织妥善处理甲状腺上动静脉。游离下极，离断峡部。将甲状腺向内侧翻起，辨认喉返神经后处理甲状腺下动静脉。按前所述保留一定的甲状腺组织，其余予以切除。创面严密止血后缝闭。另一侧同样处理。术中除避免喉返神经损伤以外，还应避免损伤甲状旁腺。若被误切应将其切成 1 mm 小片种植于胸锁乳突肌内。缝合前放置皮片引流或负压球引流。缝合带状肌、颈阔肌及皮肤。

内镜手术治疗甲亢难度较大，费用高，但术后颈部甚至上胸部完全没有瘢痕，美容效果明显，受年轻女性患者欢迎。与传统手术相比，内镜手术时间长，术后恢复时间也无明显优势。甲状腺体积大时不适合该方式。

术后观察与处理：严密观察患者的心率、呼吸、体温、神志以及伤口渗液和引流液。一般 2 天后可拔除引流，4 天后拆线。

（7）术中意外和术后并发症的防治。

①大出血：甲状腺血供丰富，甲亢以及抗甲状腺药物会使甲状腺充血，若术前准备不充分，术中极易渗血。特别在分离甲状腺上动脉时牵拉过度，动作不仔细会造成甲状腺上动脉的撕脱。动脉的近侧端回缩，位置又深，止血极为困难。此时应先用手指压迫或以纱布填塞出血处，然后迅速分离上极，将其提出切口，充分显露出血的血管，直视下细心钳夹和缝扎止血。甲状腺下动脉出血时，盲目的止血动作很容易损伤喉返神经，必须特别小心。必要时可在外侧结扎甲状颈干。损伤甲状腺静脉干不仅会引起大出血，还可产生危险的空气栓塞。因此，应立即用手指或湿纱布压住出血处，倒入生理盐水充满伤口，将患者之上半身放低，然后再处理损伤的静脉。

②呼吸障碍：术中发生呼吸障碍的主要原因除双侧喉返神经损伤外，多是由于较大的甲状腺肿长期压迫气管环，腺体切除后软化的气管壁塌陷所致。因此，如术前患者已感呼吸困难，或经 X 线摄片证明气管严重受压，应在气

管插管麻醉下进行手术。如术中发现气管壁已软化，可用丝线将双侧甲状腺后包膜悬吊固定于双侧胸锁乳突肌的前缘处。在缝合切口前试行拔去气管插管，如出现或估计术后会发生呼吸困难，应即做气管造口术，放置较长的导管以支撑受损的气管环，待 2～4 周后气管腔复原后拔除。术后呼吸困难的原因有：血肿压迫、双侧喉返神经损伤、喉头水肿、气管迟发塌陷、严重低钙引起的喉肌或呼吸肌痉挛等，应注意鉴别及时处理。

③喉上神经损伤：喉上神经之外支（运动支）与甲状腺上动脉平行且十分靠近，如在距上极较远处大块结扎甲状腺上血管时，就可能将其误扎或切断，引起环甲肌麻痹、声带松弛、声调降低。在分离上极时也有可能损伤喉上神经的内支（感觉支），使患者喉黏膜的感觉丧失，咳嗽反射消失，在进流质饮食时易误吸入气管，甚至发生吸入性肺炎。由于喉上神经外支损伤的临床症状不太明显，易漏诊，其发生率远比人们想象的要多，对此应引起更大的注意。熟悉神经的解剖关系，操作细致小心，在紧靠上极处结扎甲状腺上血管，是防止喉上神经损伤的重要措施。

④喉返神经损伤：喉返神经损伤绝大多数为单侧性，主要症状为声音嘶哑。少数病例双侧损伤，除引起失声外，还可造成严重的呼吸困难，甚至窒息。术中喉返神经损伤可由切断、结扎、钳夹或牵拉引起。前两种损伤引起声带永久性麻痹；后几种损伤常引起暂时性麻痹，可望手术后 3～6 个月内恢复功能。术中最易损伤喉返神经的"危险地区"是：a.甲状腺腺叶的后外侧面。b.甲状腺下极。c.环甲区（喉返神经进入处）：喉返神经解剖位置的多变性是造成损伤的客观原因。据统计，仅约 65%的喉返神经位于气管食管沟内。约有 4%～6%病例的喉返神经行程非常特殊，为绕过甲状腺下动脉而向上返行，或在环状软骨水平直接从迷走神经分出而进入喉部（所谓"喉不返神经"）。还有一定数量的喉返神经属于喉外分支型，即在未进入喉部之前即已经分支，分支的部位高低和分支数目不定，即使术者在明确辨认到一支喉返神经，仍有损伤分支或主干的可能性。

预防喉返神经损伤的主要措施是：a.熟悉喉返神经的解剖位置及其与甲状腺下动脉和甲状软骨的关系，警惕喉外分支，随时想到有损伤喉返神经的可能。b.操作轻柔、细心，在切除甲状腺腺体时，尽可能保留部分后包膜。c.缺少经验的外科医师以及手术比较困难的病例，最好常规显露喉返神经以免误伤；为了帮助寻找和显露喉返神经，Simon 提出一个三角形的解剖界标。三角的前边为喉返神经，后边为颈总动脉，底线为甲状腺下动脉。在显露颈总动脉和甲状腺下动脉后，就很容易找到三角的第三个边，即喉返神经。一般可自下向上地显露喉返神经的全过程。喉返神经损伤的治疗：如术中发现患者突然声音嘶哑，应立即停止牵拉或挤压甲状腺体；如发声仍无好转，应立即全程探查喉返神经。如已被切断，应予缝接。如被结扎，应松解线结。如手术后发现声音嘶哑，经间接喉镜检查证实声带完全麻痹，怀疑喉返神经有被切断或结扎的可能时，应考虑再次手术探查。否则可给予神经营养药、理疗、禁声以及短程皮质激素，严密观察，等待其功能恢复。如为双侧喉返神经损伤，应作气管造口术。修补喉返神经的方法可用 6-0 尼龙线行对端缝接法，将神经断端靠拢后，间断缝合两端之神经鞘数针；如损伤神经之近侧端无法找到，可在其远端水平以下相当距离处切断部分迷走神经纤维，然后将切断部分的近端上翻与喉返神经的远侧断端作吻合。如损伤神经之远侧端无法找到，可将喉返神经之近侧断端埋入后环状构状肌中。如两个断端之间缺损较大无法拉拢时，可考虑作肋间神经移植术或静脉套入术。

　　⑤术后再出血：甲状腺血管结扎线脱落以及残留腺体切面严重渗血，是术后再出血的主要原因。一般发生于术后 24～48 小时内，表现为引流口的大量渗血，颈部迅速肿大，呼吸困难甚至发生窒息。术后应常规在患者床旁放置拆线器械，一旦出现上述情况，应马上拆除切口缝线，去除血块，并立即送至手术室彻底止血。术后应放置引流管，并给予大量抗生素。分别双重结扎甲状腺的主要血管分支，残留腺体切面彻底止血并作缝合，在缝合切口前要求患者用力咳嗽几声，观察有无因结扎线松脱而产生的活跃出血，是预防术后再出血的主要措施。

　　⑥手足抽搐：甲状旁腺功能不足（简称甲旁减）是甲状腺次全切除后的一个常见和严重并发症。无症状而血钙低于正常的亚临床甲旁减发生率为 47%，有症状且需服药的为 15%。但永久性甲旁减并不常见。多因素分析提示，甲亢明显、伴有甲状腺癌或胸骨后甲状腺肿等是高危因素。主要是由于术中误将甲状旁腺一并切除或使其血供受损所致。临床症状多在术后 2～3 天

出现，轻重程度不一。轻者仅有面部或手足的针刺、麻木或强直感，重者发生面肌及手足抽搐，最严重的病例可发生喉痉挛以及膈肌和支气管痉挛，甚至窒息死亡。由于周围神经肌肉应激性增强，以手指轻扣患者面神经行径处，可引起颜面肌肉的短促痉挛（雪佛斯特征，Chvostek's sign）。用力压迫上臂神经，可引起手的抽搐（陶瑟征，Trousseau's sign）。急查血钙、磷有助诊断，但不一定等报告才开始治疗。治疗方面包括限制肉类和蛋类食物的摄入量，多进绿叶菜、豆制品和海味等高钙、低磷食品。口服钙片和维生素 D_2，后者能促进钙在肠道内的吸收和在组织内的蓄积。目前钙剂多为含维生素 D 的复合剂，如钙尔奇 D 片等。维生素 D_2 的作用在服用后两周始能出现，且有蓄积作用，故在使用期间应经常测定血钙浓度。只要求症状缓解、血钙接近正常即可，不一定要求血钙完全达到正常，因为轻度低钙可以刺激残留的甲状旁腺代偿。在抽搐发作时可即刻给予静脉注射 10%葡萄糖酸钙溶液 10 mL。对手足抽搐最有效的治疗是服用双氢速固醇（A.T.10）。此药乃麦角固醇经紫外线照射后的产物，有升高血钙含量的特殊作用，适用于较严重的病例。最初剂量为每天 3～10 mL 口服，连服 3～4 天后测定血钙浓度，一旦血钙含量正常，即应减量，以防止高钙血症所引起的严重损害。有人应用新鲜小牛骨皮质在 5%碳酸氢钠 250 mL 内煮沸消毒 20 分钟后，埋藏于腹直肌内，以治疗甲状旁腺功能减退，取得了一定的疗效，并可反复埋藏。同种异体甲状旁腺移植尚处于实验阶段。为了保护甲状旁腺，减少术后手足抽搐的发生，术中必须注意仔细寻找并加以保留。在切除甲状腺体时，尽可能保留其背面部分，并在紧靠甲状腺处结扎甲状腺血管，以保护甲状旁腺的血供。还可仔细检查已经切下的甲状腺标本，如发现有甲状旁腺则做自体移植。

⑦甲状腺危象：甲状腺危象乃指甲亢的病理生理发生了致命性加重，大量甲状腺素进入血液循环，增强了儿茶酚胺的作用，而机体却对这种变化缺乏适应能力。近年来由于强调充分做好手术前的准备工作，术后发生的甲状腺危象已大为减少。手术引起的甲状腺危象大多发生于术后 12～48 小时内，典型的临床症状为 39～40℃以上的高热，心率快达 160 次/分、脉搏弱，大汗，躁动不安、谵妄以至昏迷，常伴有呕吐、水泻。如不积极治疗，患者往往迅速死亡。死亡原因多为高热虚脱、心力衰竭、肺水肿和水电解质紊乱。还有

少数患者主要表现为神志淡漠、嗜睡、无力、体温低、心率慢，最后昏迷死亡，称为淡漠型甲状腺危象。此种严重并发症的发病机制迄今仍不很明确，但与术前准备不足、甲亢未能很好控制密切相关。治疗包括两个方面：a.降低循环中的甲状腺素水平——可口服大剂量复方碘化钾溶液，首次 60 滴，以后每 4～6 小时 30～40 滴。情况紧急时可用碘化钠 0.25 g 溶于 500 mL 葡萄糖溶液中静脉滴注，Q6h。24 小时内可用 2～3 g。碘剂的作用是抑制甲状腺素的释放，且作用迅速。为了阻断甲状腺素的合成，可同时应用丙硫氧嘧啶 200～300 mg，因为该药起效相对快，并有在外周抑制 T_0 向 T_3 转化的作用。如患者神志不清可鼻饲给药。如治疗仍不见效还可考虑采用等量换血和腹膜透析等方法，以清除循环中过高的甲状腺素。方法是每次放血 500 mL，将其迅速离心，弃去含多量甲状腺素的血浆，而将细胞置入乳酸盐复方氯化钠溶液中再输入患者体内，可以 3～5 小时重复 1 次。但现已经很少主张使用。②降低外周组织对儿茶酚胺的反应性：可口服或肌注利血平 1～2 mg，每 4～6 小时 1 次；或用普萘洛尔 10～40 mg 口服 Q4～6 h 或 0.5～1 mg 加入葡萄糖溶液 100 mL 中缓慢静脉滴注，必要时可重复使用。哮喘和心衰患者不宜用普萘洛尔。甲亢危象对于患者来说是一个严重应激，而甲亢时皮质醇清除代谢增加，因此补充皮质醇是有益的。大量肾上腺皮质激素（氢化可的松 200～500 mg/d）作静脉滴注的疗效良好。其他治疗包括吸氧、镇静剂与退热（可用氯丙嗪），补充水和电解质，纠正心力衰竭，大剂量维生素特别是 B 族维生素以及积极控制诱因，预防感染等。病情一般于 36～72 小时开始好转，1 周左右恢复。

⑧恶性突眼：甲亢手术后非浸润性突眼者有 71%会有改善，29%无改善也无恶化。实际上在治疗甲亢的 3 种方法中，手术是引起眼病发生和加重概率最小的。但少数严重恶性突眼病例术后突眼症状加重，还可逐渐引起视神经萎缩并易导致失明。可能是因为甲亢控制过快又未合用甲状腺素片、手术时甲状腺受损抗原释放增多有关。治疗方法包括使用甲状腺制剂和泼尼松，放射线照射垂体、眼眶或在眼球后注射质酸酶，局部使用眼药水或药膏，必要时缝合眼睑。如仍无效可考虑行双侧眼眶减压术。

（8）甲亢手术的预后及随访。甲亢复发：抗甲状腺药物治疗的复发率＞60%。手术复发率为 10%左右，近全切除者则更低。甲亢复发的原因多数为当时甲状腺显露不够,切除不足残留过多,甲状腺血供仍丰富。除甲亢程度与甲状腺体积外,药物、放射或手术治疗结束后 TRAb 或 TSAb 的状况也影响预后。无论何种治疗甲状腺激素水平改变比较快,TRAb 或 TSAb 改变比较慢,如果连续多次阴性说明预后好或可停用抗甲状腺药物;如再呈阳性提示 GD 复发的可能性增加,TSAb 阳性复发率为 93%,阴性则为 17%。该指标优于 TRH 兴奋试验。甲亢复发随时间延长而增多,可最迟在术后 10 年再出现。即使临床无甲亢复发,仍有部分患者 T_3 升高、TRH 兴奋试验和 T_3 抑制试验存在异常的亚临床病例。因此应该严密随访。适当扩大切除甲状腺并加用小剂量甲状腺素片可减少复发,达到长期缓解的目的。

再次手术时应注意:①上次手术未解剖喉返神经者,这次再手术就要仔细解剖出喉返神经予以保护。②术前可用 B 超和同位素扫描测量残留甲状腺大小,再手术时切除大的一侧,仅保留其后包膜。③如上次手术已损伤一侧喉返神经,则再次手术就选同侧,全切除残留的甲状腺,同时保留后包膜以保护甲状旁腺。当残留甲状腺周围组织广泛粘连,外层和内层的解剖间隙分离困难时,用剪刀在腺体前面的粘连组织中做锐性分离,尽可能找到内膜层表面,再沿甲状腺包膜小心分离。

甲状腺功能减退:术后甲减的发生率在 6%~20%,显然与残留体积有关。另外与分析方法也有关。因为除临床甲减患者外,还有相当一部分亚临床甲减即尚无甲减表现,但 TSH 已有升高,需用甲状腺素片替代。如儿童甲亢术后 45%存在亚临床甲减。永久性甲减多发生在术后 1~2 年。

(9)放射性 [131]I 治疗。甲状腺具有高度选择性聚 [131]I 能力,[131]I 衰变时放出 γ 和 β 射线,其中 β 射线占 99%,β 射线在组织的射程仅 2 mm,故在破坏甲状腺滤泡上皮细胞的同时不影响周围组织,可以达到治疗的目的。美国首选 [131]I 治疗的原因是:①快捷方便,不必每 1~3 个月定期根据甲状腺功能而调整药物。②抗甲状腺药物治疗所致白细胞减少和肝损害常引起医疗纠纷,医师不愿涉及。

适应证和禁忌证:目前放射性 [131]I(RAI)治疗 GD 是一种安全有效和可靠的方法,许多中心已将其作为一线首选治疗,特别是对老年患者。并认为 RAI 治疗成年 GD 患者年龄并无下限。已有报道 RAI 不增加致癌危险,对妇女不增加胎儿的致畸性。年轻患者，包括生育年龄的妇女，甚至儿童都可成为其治疗的对象。但毕竟存在放射性，必须强调其适应证：年龄在 25 岁以上，可放宽至 20 岁；对抗甲状腺药物过敏或无效者；手术后复发；不能耐受手术者；¹³¹I 在体内转换的有效半衰期不小于 3 天者；甲亢合并突眼者（但有少部分加重）。¹³¹I 治疗 Graves 甲亢的条件较之以前宽松得多。

放射碘治疗的禁忌证：①妊娠期甲亢属绝对禁忌，因为胎儿 10～12 周开始摄碘。②胸骨后甲状腺肿只宜手术治疗，放射性甲状腺炎可致甲状腺进一步肿大而压迫纵隔。③巨大甲状腺首选手术治疗。④青年人应尽量避免放射碘治疗，但非绝对禁忌。生育期患者接受 ¹³¹I 治疗后的 6～12 个月禁忌妊娠。⑤其他如有严重肝肾疾病者；WBC 小于 3000/mm³ 者；重度甲亢者；结节性肿伴甲亢而扫描提示结节呈"冷结节"者。

RAI 治疗的预后：RAI 治疗后 70%～90%有效，疗效出现在 3～4 周后，3～4 个月乃至 6 个月后可达正常水平。其中 2/3 的患者经一次治疗后即可痊愈，约 1/3 需 2 次或 3 次。甲减是 RAI 治疗的主要并发症，第一年发生甲减的可能性为 5%～10%，以后每年增加 2%～3%，10 年后可达 30%～70%。然而，现在不再认为甲低是 ¹³¹I 治疗的并发症，而是 braves 甲亢治疗中可接受的最终结果（acceptable endpoint）。

因为 RAI 治疗后甲状腺激素和自身抗原会大量释放，加用抗甲状腺药物并避免刺激与感染以防甲亢危象。RAI 是发生和加重眼病的危险因素，抗甲状腺药物如甲巯咪唑以及短期应用糖皮质激素[0.5 mg/（kg·d）]2～3 个月可减少眼病的加重。15%眼病加重者可进行眼眶照射和大剂量糖皮质激素。经 ¹³¹I 治疗后出现甲低的患者中，其眼病恶化者的比例远低于那些持续甲亢而需要重复 ¹³¹I 治疗者。此外，有人认为 Graves 眼病和甲亢的临床表现一样，都有一个初发一逐渐加重并稳定于一定水平一以后逐渐缓解的自然过程。¹³¹I 治疗可使甲亢很快控制，而眼病继续按上述过程进展，因而被误认为是 ¹³¹I 治疗所致。研究表明：¹³¹I 治疗并不会引起新的眼病发生，但可使已存在的活动性突眼加重，对这类患者同时使用糖皮质激素可有效地预防其恶化。因此目前认为 Graves 甲亢伴有突眼者也不是 ¹³¹I 治疗的禁忌证，同时使用糖皮质激素，及时纠正甲低等措施可有效地预防其对眼病的不利影响。

（10）血管栓塞。是近年应用于临床治疗 GD 的一种新方法。1994 年 Calkin 等进行了首例报道，我国 1997 年开始也在临床应用。方法是在数字减影 X 线电视监视下，采用 Seldinger 技术，经股动脉将导管送入甲状腺上动脉，缓慢注入与造影剂相混合的栓塞剂（聚乙烯醇、白芨粉或吸收性明胶海绵），直至血流基本停止，可放置螺圈以防复发；栓塞完毕后再注入造影剂，若造影剂明显受阻即表示栓塞成功。若甲状腺下动脉明显增粗，也一并栓塞。因此，该疗法的甲状腺栓塞体积可达 80%～90%，与手术切除的甲状腺量相似。综合国内外初步的应用经验，栓塞治疗后其甲亢症状明显缓解，T_3、T_4 逐渐恢复正常，甲状腺也逐渐缩小，部分病例甚至可缩小至不可触及。

Graves 病介入栓塞治疗的病理研究：在栓塞后近期内主要表现为腺体急性缺血坏死。然后表现为慢性炎症持续地灶性变性坏死、纤维组织增生明显、血管网减少、滤泡减少萎缩、部分滤泡增生被纤维组织包裹不能形成完整的腺小叶结构，这是微循环栓塞治疗 Graves 病中远期疗效的病理基础。

二、结节性毒性甲状腺肿

本病又称 Plummer 病，属于继发性甲亢，先发生结节性甲状腺肿多年，然后逐渐出现功能亢进，其发病原因仍然不明。在 1970 年前无辅助诊断设备时，临床上容易将继发性甲亢与原发甲亢相混淆。随着科技发展，碘扫描及彩色多普勒超声对甲状腺诊断技术的应用，很多高功能甲状腺结节得以发现，提高了继发性甲亢的诊断率。

该病多发生于单纯性甲状腺肿流行地区，由结节性甲状腺肿继发而来。近 20 年来结节性甲状腺肿的检出率呈上升趋势，发现毒性甲状腺肿、结节性甲状腺肿检出率与饮用低碘水和碘盐供给时间明显相关，补碘后毒性甲状腺肿发病率升高。自主功能结节学说认为其发病机制是患者的甲状腺长期缺碘后形成自主性功能结节。"自主性"是指甲状腺细胞的功能活动对 TSH 的不依赖性，结节愈大摄入碘愈多者，愈易发生甲亢。另有学者认为之所以发生甲亢是免疫缺陷，其病理基础是结节性甲状腺肿的甲状腺细胞在补碘后逐渐突变为功能自主性细胞，累积到一定数量，就会导致甲亢。此外，部分结节性甲状腺肿伴发甲亢的患者原本就是 Graves 病，由于生活在严重缺碘地区，甲状腺激素合成的原料不足，合成激素水平低而缺乏特征性的临床症状，补以足量的碘以后，激素合成显著增加，才出现甲亢症状。所以，无论是功能自主性结节还是 Graves 病，都属于甲状腺自身免疫性疾病。还有学者从基因水平分析发现，其发病与 TSH 受体基因突变有关。因此其发病有一定的遗传因素。这些学说分别为临床治疗提供了相应的依据。

本病多见于中老年人，由于甲状腺素的分泌增多，加强了对腺垂体的反馈抑制作用，突眼罕见。症状较 GD 轻，但可突出于某一器官，尤其是心血管系统。消耗和乏力较明显，可伴有畏食如无力型甲亢。扪诊时甲状腺并不明显肿大，但可触及单个或多个结节。甲状腺功能检查诊断 Plummer 病的可靠性不如 Graves 病，甲状腺功能常在临界范围。TRH 兴奋试验在老年患者中较 T_3 抑制试验更为安全。同位素扫描提示摄碘不均且不浓聚于结节。

Plummer 病一般应采用手术治疗，多发结节的癌变率为 10.0%，因甲亢患者尚有 2.5%~7.0% 合并甲状腺癌，因此，应积极选择手术治疗。此外，放射性核素治疗并不能根除结节，尤其是巨大结节有压迫症状、怀疑恶变、不宜药物治疗者以及不愿接受放射治疗的患者更应手术治疗。须注意的是，对于巨大、多发性甲状腺结节（100 g 以上）患者行放射碘治疗的放射剂量是 Graves 病的 4 倍。所以，手术治疗可作为结节性甲状腺肿继发甲亢的首选方法，特别是对于疑有甲状腺癌可能的病例。对于切除范围，因为有的结节高功能，有的结节因有囊性变，为胶状体，功能就不一定相同，所以要全面考虑，对结节多的一侧行腺叶全切。

对伴有严重的心、肾或肺部疾患不能耐受手术的患者，亦可考虑做同位素治疗，也有研究者将 RAI 治疗列为首选，但所需剂量较大，约为治疗 Graves 病的 5~10 倍。

三、毒性甲状腺腺瘤

毒性甲状腺腺瘤亦称高功能腺瘤，指甲状腺体内有单个（少见多发）的不受脑垂体控制的自主性高功能腺瘤，而其周围甲状腺组织则因 TSH 受反馈抑制呈相对萎缩状态。发病机制不明。发病年龄多为中年以后，甲亢症状一般较轻，某些仅有心动过速、消瘦、乏力和腹泻。不引起突眼。

早期摄 ^{131}I 率属正常或轻度升高，但 T_3 抑制试验提示摄 ^{131}I 率不受外源性 T_3 所抑制，TRH 兴奋试验无反应。T_3、T_4 测定对诊断有帮助，特别是 T_3。因为此病易表现为 T_3 型甲亢，TRAb、TSAb 多为阴性有助于与 GD 鉴别。同位素扫描可显示热结节，周围组织仅部分显示或不显示（给予外源性 TSH 10 国际单位后能重新显示，以鉴别先天性一叶甲状腺）。毒性甲状腺腺瘤也有恶性可能应行手术治疗，术前准备同 Graves 病，但腺体切除的范围可以缩小，作病变一侧的腺叶切除即可。RAI 治疗剂量应较大。

第六章　乳腺疾病

第一节　急性乳腺炎

大多数发生在产后哺乳期的最初 3～4 周内，尤其以初产妇为多见。致病菌大多为金黄色葡萄球菌，少数为链球菌。

一、病因和病理

急性乳腺炎的感染途径有：①致病菌直接侵入乳管，上行到腺小叶。腺小叶中如有乳汁潴留时，使得细菌容易在局部繁殖后继而扩散到乳腺实质。金黄色葡萄球菌常常引起乳腺脓肿，感染可沿乳腺纤维间隔蔓延，形成多房性的脓肿。②致病菌直接由乳头表面的破损、皲裂侵入，沿淋巴管蔓延到腺叶或小叶间的脂肪、纤维组织，引起蜂窝织炎。金黄色葡萄球菌常常引起深部脓肿，而链球菌感染往往引起弥漫性蜂窝织炎。

二、临床症状

起病时常有高热、寒战等全身中毒症状，患侧乳房体积增大，局部变硬，皮肤发红，有压痛及搏动性疼痛。如果短期内局部变软，说明已有脓肿形成，需要切开引流。患侧的腋淋巴结常有肿大，白细胞计数常增高。

脓肿的临床表现与其位置的深浅有关，位置浅时，早期有局部红肿、隆起，而深部脓肿早期时局部表现常不明显，以局部疼痛和全身性症状为主。

脓肿可以单个或多个；可以先后或同时形成；有时自行破溃或经乳头排出，亦可以侵入乳腺后间隙中的疏松组织，形成乳腺后脓肿。

三、治疗

早期乳腺炎时患侧乳腺应停止哺乳，同时用吸乳器吸出乳汁，用乳罩托起乳房，局部用热敷或鱼石脂油膏外敷，全身应用抗生素，或局部注射在炎症病灶四周。已有脓肿形成时，则应及时切开引流。深部脓肿如果搏动不明显，可先用超声波定位，并用针头穿刺证实后再行引流。手术切口可循乳管方向做放射状切口，避免乳管损伤而引起乳瘘。如果有数个脓腔，则应分开脓腔间的间隔，充分引流，必要时做几个切口。深部脓肿或乳腺后脓肿，可以在乳腺下皱褶处做弧形切口，在乳腺后间隙与胸肌筋膜间分离，直达脓腔。此种切口便于引流，不易损伤乳管。

四、预防

乳腺炎的预防较治疗为重要。在妊娠期及哺乳期要保持两侧乳头的清洁。如果有乳头内缩者，应将乳头轻轻挤出后清洗干净。在哺乳前后可用 3%硼酸水洗净乳头。养成定时哺乳的习惯，每次哺乳时应将乳汁吸净，不能吸净时可用手按摩挤出或用吸乳器吸出。如果乳头已有破损或皲裂时，应暂停哺乳，用吸乳器吸出乳汁，待伤口愈合后再行哺乳。

第二节　乳腺癌

乳腺癌是女性中常见的恶性肿瘤，世界上乳腺癌的发病率及死亡率有明显的地区差异。欧美国家高于亚非拉国家。在我国京、津、沪及沿海一些大城市的发病率较高，上海市的发病率居全国之首。1997 年上海市女性乳腺癌发病率为 29.8/10 万，为全部恶性肿瘤中的 6.3%，占女性恶性肿瘤中的 14.9%，是女性恶性肿瘤中的第一位。

一、病因

乳腺癌大都发生在 41～60 岁、绝经期前后的妇女，病因尚未完全明了，但与下列因素有关。①内分泌因素：已证实雌激素中雌酮与雌二醇对乳腺癌的发病有明显关系，孕酮可刺激肿瘤的生长，但亦可抑制脑垂体促性腺激素，因而被认为既有致癌又有抑癌的作用。催乳素在乳腺癌的发病过程中有促进作用。临床上月经初潮早于 12 岁，停经迟于 55 岁者的发病率较高；第一胎足月生产年龄迟于 35 岁者发病率明显高于初产在 20 岁以前者；未婚、未育者的发病率高于已婚、已育者。②饮食与肥胖：影响组织内脂溶性雌激素的浓度，流行病学研究脂肪的摄取与乳腺癌的死亡率之间有明显的关系，尤其在绝经后的妇女。③放射线照射以及乳汁因子：与乳腺癌的发病率亦有关。此外，直系家属中有绝经前乳腺癌患者，其姐妹及女儿发生乳腺癌的概率较正常人群高 3～8 倍。

二、临床表现

乳腺癌最常见的第一个症状是乳腺内无痛性肿块，大多是患者自己在无意中发现的。10%～15%的肿块可能伴有疼痛，肿块发生于乳房外上象限较多，其他象限较少，质地较硬，边界不清，肿块逐步增大，侵犯库柏韧带（连接腺体与皮肤间的纤维束）使之收缩，常引起肿块表面皮肤出现凹陷，即称为"酒窝征"。肿块侵犯乳头使之收缩，可引起乳头凹陷，肿块继续增大，与皮肤广泛粘连，皮肤可因皮下淋巴的滞留而引起水肿，由于皮肤毛囊与皮下组织粘连较紧密，在皮肤水肿时毛囊处即形成很多点状小孔，使皮肤呈"橘皮状"。癌细胞沿淋巴网广泛扩散到乳房及其周围皮肤，形成小结节，称为卫星结节。晚期时肿瘤可以浸润胸肌及胸壁，而与其固定，乳房亦因肿块的浸润收缩而变形。肿瘤广泛浸润皮肤后融合成暗红色，弥漫成片，甚至可蔓延到背部及对侧胸部皮肤，形成"盔甲样"，可引起呼吸困难；皮肤破溃，形成溃疡，常有恶臭，容易出血，或向外生长形成菜花样肿瘤。

有 5%～10%患者的第一症状是乳头溢液，有少数患者可以先有乳头糜烂，如湿疹样，或先出现乳头凹陷。少数患者在发现原发灶之前先有腋淋巴结转移或其他全身性的血道转移。

癌细胞可沿淋巴管自原发灶转移到同侧腋下淋巴结，堵塞主要淋巴管后可使上臂淋巴回流障碍而引起上肢水肿。肿大淋巴结压迫腋静脉可引起上肢青紫色肿胀。臂丛神经受侵或被肿大淋巴结压迫可引起手臂及肩部酸痛。

锁骨上淋巴结转移可继发于腋淋巴结转移之后或直接自原发灶转移造成。一旦锁骨上淋巴结转移，则癌细胞有可能经胸导管或右侧颈部淋巴管进而侵入静脉，引起血道转移。癌细胞亦可以直接侵犯静脉引起远处转移，常见的有骨、肺、肝等处。骨转移中最常见是脊柱、骨盆及股骨，可引起疼痛或行走障碍；肺转移可引起咳嗽、痰血、胸水；肝转移可引起肝大、黄疸等。

三、临床分期

目前常用的临床分期是按 1959 年国际抗癌联盟建议，并于 1997 年经修改的 TNM 国际分期法。

分类中区域淋巴结包括：①腋淋巴结。指腋静脉及其分支周围的淋巴结及胸大、小肌间的淋巴结，可以分成 3 组：第 1 组（腋下群）：即胸小肌外缘以下的淋巴结；第 2 组（腋中群）：指胸小肌后方及胸肌间的淋巴结（即 Rotter 淋巴结）；第 3 组（腋上群）：胸小肌内侧缘以上，包括腋顶及锁骨下淋巴结。②内乳淋巴结。

TNM 分期法：

T 原发肿瘤；

T_x 原发肿瘤情况不详（已被切除）；

T_0 原发肿瘤未扪及；

T_{is} 原位癌：指管内癌，小叶原位癌，乳头帕哲病乳管内未扪及肿块者（Pagets 病乳房内扪及肿块者依照肿瘤大小分期）；

T_1 肿瘤最大径小于 2cm；

T_2 肿瘤最大径＞2cm，＜5cm；

T_3 肿瘤最大径＞5cm；

T_4 不论肿瘤任何大小，已直接侵犯胸壁或皮肤；

T_{4a} 肿瘤直接侵犯皮肤；

T_{4b} 乳房表面皮肤水肿（包括橘皮征），乳房皮肤溃疡或卫星结节，限于同侧乳房；

T_{4c} 包括 T_{4a} 及 T_{4b}；

T_{4d} 炎性乳腺癌；

（注：①炎性乳腺癌指皮肤广泛浸润、表面红肿，但其下不一定能扪及肿块，如皮肤活检时未发现有癌细胞，则 T 可以定为 PT_x，若活检时发现有癌细胞，临床分期为 T_{4d}。②皮肤粘连，酒窝征、乳头凹陷、皮肤改变，除了 T_{4b} 及 T_{4c} 外可出现于 T_1、T_2、T_3 中，不影响分期。③胸壁指肋骨、肋间肌、前锯肌，不包括胸肌）

N 区域淋巴结；

N_x 区域淋巴结情况不详（已被切除）；

N_0 无区域淋巴结转移；

N_1 同侧腋淋巴结转移，但活动；

N_2 同侧腋淋巴结转移，互相融合，或与其他组织粘连；

N_3 转移至同侧内乳淋巴结；

M 远处转移；

M_x 有无远处转移不详；

M_0 无远处转移；

M_1 有远处转移（包括皮肤浸润超过同侧乳房）。

临床检查与病理检查间有一定的假阳性或假阴性，因而术后病理检查时分期较临床分期更为准确。

根据以上不同的 TNM 可以组成临床不同的分期：

0 期：$T_{is}N_0M_0$；

Ⅰ期：$T_1N_0M_0$；

Ⅱ期 A：$T_0 N_1 M_0$；

T_{1N1M0}

T_{2N0M0}

II 期 B：$T_2N_1M_0$；

T_{3N0M0}

III 期 A：$T_0N_2M_0$；

T_{1N2M0}

T_{2N2M0}

$T_{3N1, 2M0}$

III 期 B：T_4 和任何 NM_0；

任何 T 和 N_3M_0

IV 期：任何 T，任何 N，M_1。

四、病理分型

国内将乳腺癌的病理分型如下。

1.非浸润性癌

（1）导管内癌。癌细胞局限于导管内，未突破管壁基底膜。

（2）小叶原位癌。发生于小叶，未突破末梢腺管或腺泡基底膜。

2.早期浸润性癌

（1）导管癌早期浸润。导管内癌细胞突破管壁基底膜，开始生芽，向间质浸润。

（2）小叶癌早期浸润。癌细胞突破末梢腺管或腺泡壁基底膜，开始向小叶间质浸润，但仍局限于小叶内。

3.特殊型浸润癌

（1）乳头状癌。癌实质主要呈乳头状结构，其浸润往往出现于乳头增生的基底部。

（2）髓样癌伴大量淋巴细胞增生。有厚层淋巴细胞浸润。

（3）小管癌。细胞呈立方或柱状，维组织反应。癌细胞密集成片，间质少，癌边界清楚，癌巢周围形成比较规则的单层腺管，浸润于基质中，引起纤维组织反应。

（4）腺样囊性癌。由基底细胞样细胞形成大小不一的片状或小梁，中有圆形腔隙。

（5）黏液腺癌。上皮黏液成分占半量以上，黏液大部分在细胞外，偶在细胞内，呈印戒样细胞。

（6）大汗腺癌。癌细胞大，呈柱状，可形成小巢、腺泡或小乳头。主、间质常明显分离。

（7）鳞状细胞癌。可见细胞间桥、角化。

（8）乳头湿疹样癌。起源于乳头的大导管，癌细胞呈泡状，在乳头或乳晕表皮内浸润。几乎常伴发导管癌。

4.非特殊型浸润癌

（1）浸润性小叶癌。小叶癌明显向小叶外浸润，易发生双侧癌。

（2）浸润性导管癌。导管癌明显向实质浸润。

（3）硬癌。癌细胞排列成细条索状，很少形成腺样结构，纤维间质成分占 2/3 以上，致密。

（4）单纯癌。介于硬癌与髓样癌之间，癌实质与纤维间质的比例近似。癌细胞形状呈规则条索或小梁状，有腺样结构。

（5）髓样癌。癌细胞排列成片状或巢状，密集，纤维间质成分少于 1/3，无大量淋巴细胞浸润。

（6）腺癌。癌实质中，腺管状结构占半数以上。

5.其他罕见癌

有分泌型（幼年性）癌、富脂质癌（分泌脂质癌）、纤维腺瘤癌变、乳头状瘤病癌变等。

五、临床检查和诊断

乳腺是浅表的器官，易于检查，检查时置患者于坐位或卧位，应脱去上衣，以便作双侧比较。

1.视诊应仔细检查观察

①双侧乳房是否对称、大小、形状，有无块物突出或静脉扩张。②乳头

位置有无内陷或抬高，乳房肿块引起乳头抬高，常是良性肿瘤的表现；如伴乳头凹陷则以恶性可能大。此外，观察乳头有无脱屑、糜烂、湿疹样改变，③乳房皮肤的改变，有无红肿、水肿凹陷、酒窝征。嘱患者两手高举过头，凹陷部位可能更明显。

2.扪诊

由于月经来潮前乳腺组织常肿胀，因而最好在月经来潮后进行检查。乳腺组织的质地与哺乳有关，未经哺乳的乳腺质地如橡皮状，较均匀；曾哺乳过的乳腺常可能触及小结节状腺体组织；停经后乳腺组织萎缩，乳房可被脂肪组织代替，扪诊时柔软、均质。

一般在平卧时较易检查，并与坐位时检查作比较。平卧时，肩部略抬高，检查外半侧时应将患者手上举过头，让乳腺组织平坦于胸壁；检查内半侧时手可置于身旁。用手指掌面平坦而轻柔地进行扪诊，不能抓捏，以免将正常乳腺组织误认为肿块。应先检查健侧乳房，再检查患侧。检查时应有顺序地扪诊乳腺的各个象限及向腋窝突出的乳腺尾部，再检查乳头部有无异常以及有无液体排出。检查动作要轻柔，以防止挤压而引起癌细胞的播散。最后检查腋窝、锁骨下、锁骨上区有无肿大淋巴结。

检查乳房肿块时要注意：①肿块的部位与质地。50%以上的乳腺肿瘤发生在乳腺的外上方。②肿块的形状与活动度。③肿瘤与皮肤有无粘连，可用手托起乳房，有粘连时局部皮肤常随肿瘤移动，或用两手指轻轻夹住肿瘤两侧稍提起，观察皮肤与肿瘤是否有牵连。④肿瘤与胸肌筋膜或胸肌有无粘连，患者先下垂两手，使皮肤松弛，检查肿瘤的活动度。然后嘱两手用力叉腰，使胸肌收缩，做同样检查，比较肿瘤的活动度。如果胸肌收缩时活动减低，说明肿瘤与胸肌筋膜或胸肌有粘连。⑤有乳头排液时应注意排液的性质、色泽。如未能明确扪及乳房内肿块时，应在乳晕部按顺时针方向仔细检查有无结节扪及或乳头排液。排液应做涂片细胞学检查。⑥检查腋淋巴结，检查者的右手前臂托着病员的右前臂，让其右手轻松地放在检查者的前臂上，这样可以完全松弛腋窝。然后检查者用左手检查患者右侧腋部，可以扪及腋窝的最高位淋巴结，然后自上而下检查胸大肌缘及肩胛下区的淋巴结。同法检查对侧腋淋巴结，如果扪及肿大淋巴结时要注意其大小、数目、质地、活动度以及与周围组织粘连等情况。⑦检查锁骨上淋巴结，注意胸锁乳突肌外侧缘及颈后三角有无肿大淋巴结。

3.其他辅助检查方法

与病理检查比较，临床检查有一定的误差，即使有丰富临床经验的医师对原发灶检查的正确率也只有70%～80%。临床检查腋窝淋巴结约有30%假阴性和30%～40%假阳性，故尚需其他辅助诊断方法，以提高诊断的正确率。常用的辅助诊断方法有：

（1）乳腺的X线摄片检查。是乳腺疾病诊断的常用方法，有钼靶摄片及干板摄片两种，均适用于观察乳腺及软组织的结构，其中以钼靶摄片最为常见。

乳腺癌X线表现有直接征象或间接征象。直接征象有：①肿块或结节明显，表现为密度高的致密影，边界不清或呈结节状，典型者周围呈毛刺状，肿瘤周围常有透明晕，X线表现的肿块常较临床触及的为小。②钙化点。有30%～50%的乳腺癌在X线表现中可见有钙化点，其颗粒甚小，密度不一致，呈点状、小分支状或泥沙样，直径5～500 μm。良性病变也有钙化点，但常较粗糙，大多呈圆形，数量较少。乳晕下肿块可引起乳头凹陷，X线片上可表现为漏斗征。间接征有乳房导管影增生，常表现为非对称性，乳腺结构扭曲变形，肿瘤周围结构有改变，肿瘤浸润皮肤或腋淋巴结导致淋巴回流受阻引起皮肤增厚等。

X线检查也用作乳腺癌高发人群中普查，可以查出临床上摸不到肿块的原位癌，表现为导管影增粗及微小钙化点，可经立体定位下插入金属有钩的针，确定部位后切除，切除的标本应做X线检查以观察病灶是否已被切净。

乳腺X线摄片可用于临床鉴别肿块的良、恶性，也可用于作为发现临床不能触及的肿块，临床常用于：①乳腺痛术前检查，明是否有多发性病灶或对侧乳房有无病灶。②乳腺病变的鉴别诊断。③乳头排液、溃疡、酒窝皮肤增厚和乳头凹陷的辅助诊断。④高危人群的普查应用。

（2）B型超声波检查。可以显示乳腺的各层结构、肿块的形态及其质地。恶性肿瘤的形态不规则，同声不均匀，而良性肿瘤常呈均匀实质改变。复旦大学肿瘤医院应用超声波诊断乳腺恶性肿瘤的正确率达97%。超声波检查对判断肿瘤是实质性还是囊性较X线摄片为好，超声显像对明确肿块大小较准确，可用于比较非手术治疗的疗效。

（3）近红外线检查。近红外线的波长为 600～900 μm，易穿透软组织，利用红外线穿过不同密度组织，可显示各种不同灰度，从而显示肿块。此外，红外线对血红蛋白的敏感度强，乳房内血管显示清晰。乳腺癌癌周的血运常较丰富，血管较粗，近红外线对此有较好的图像显示，有助于诊断。

（4）乳管导管镜检查。对有乳头溢液的病例可通过 0.4～0.75 mm 的乳腺导管插入溢液的导管进行检查，可在直视下观察到导管内的病变，还可以做脱落细胞学检查，同时可通过导管镜的检查发现一些早期的导管内癌。乳腺导管镜检查便于对病灶的体表定位，以利于手术时正确选择手术切口。

（5）CT 检查。可以作为乳腺摄片的补充，因而不作为常规应用。CT 可用于临床未能扪及的病灶的术前定位，确定肿瘤的术前分期，以及了解乳腺、腋下及内乳淋巴结有无肿大，有助于制订治疗计划。

（6）磁共振检查。可以作为术前诊断及钼靶 X 线摄片的补充。浸润性导管癌的磁共振检查表现为边界不清、不规则毛刺的低信号强度的肿块，但不能显示微小钙化点，但对肿块周围的浸润情况表现较好，有助于保留乳房手术前明确手术切除的范围。

（7）脱落细胞学检查。有乳头排液可做涂片检查，一般用苏木素–伊红或巴氏染色。有乳头糜烂或湿疹样改变时，可作印片细胞学检查。

肿瘤性质不能明确时，可用 6.5 或 7 号细针穿刺肿块，抽吸组织液，内含有细胞，可做涂片细胞学检查，其正确率可达 85% 左右。而细针抽吸引起肿瘤播散的机会不大，但对小于 1 cm 的肿块，检查成功率较小。

（8）切除活组织检查。病理检查是最可靠的方法，其他检查不能代替。做活检时应将肿块完整切除，并最好在肋间神经阻滞麻醉或硬脊膜外麻醉下进行，避免局麻下手术，以减少肿瘤的播散，同时做冰冻切片检查。如果证实为恶性肿瘤，应及时施行根治性手术。

六、治疗

乳腺癌的治疗方法包括手术、化疗、放疗、内分泌以及近年来兴起的免疫治疗等。

1.治疗原则

按照临床部位及瘤期，治疗方法的选择大致按如下原则：

（1）临床0期、1期、2期及部分3A期。以手术为首选治疗方法，手术以根治或改良根治术为主，部分病例可行保留乳房的手术方式，术后应用放射治疗。病灶位于内侧及中央时可考虑同时处理内乳淋巴结。术后根据淋巴结转移情况及其他预后指标决定是否需要补充化疗及放疗。

（2）临床3期早。以根治性手术为主，手术前、后根据病情应用化疗或放疗。

（3）临床3期晚。又称局部晚期乳腺癌，常先应用化疗或同时放疗，根据肿瘤的消退情况，再决定手术方式，手术仅作为综合治疗的一个组成部分。

（4）临床4期。以化疗及内分泌等治疗为主。

2.手术治疗

自从1894年Halsted创立了乳腺癌根治术以来，该术式一向被认为是典型的常规手术。1948年Handlev在第2肋间内乳淋巴结的活检手术中，证实该淋巴结亦是乳腺癌的第一站转移途径，从而开展了各种清除内乳淋巴结的扩大根治手术。以后又有人倡立了许多超根治手术，将切除范围扩大到锁骨上及前纵隔淋巴结，但由于其并发症多和疗效未有提高而被放弃应用。1970年以后较多采用是改良根治术，20世纪70年代后期以来对一些早期的病例采用了缩小手术范围及肿瘤的局部切除合并放疗的方法。缩小手术范围的原因除了发现的病例病期较早外，由于放疗及化疗的进步，应用直线加速器可使到达肿瘤深部的剂量增加，局部得到足够的剂量而减少皮肤反应，术后患者能有较好的外形。同时近10多年来对乳腺癌的生物学特性的研究认识到乳腺癌是容易转移的肿瘤，即使手术范围扩大，治疗效果并未明显改变，而治疗的失败原因主要是血道播散，即使临床1期的病例手术治疗后仍有10%～15%因血道播散而失败。因而认为乳腺癌一开始就有波及全身的危险，区域淋巴结对肿瘤发展并无屏障作用，而淋巴结转移又与机体免疫功能有关，但是肿瘤的淋巴结与血道转移主要与其病期有关。原位癌的手术治愈率可达100%，随着病期的发展，其区域淋巴结及血道转移的机会也随之增加。清除的淋巴结中有微小转移灶的预后与无转移者相似，但在明显转移时，患者的生存率随淋巴结转移数及转移部位增多而降低。手术的目的是：①控制局部及区域淋巴结，以减少局部复发。②了解原发灶的病理类型、分化程度、激素受体测定结果、淋巴结转移以及其转移部位和程度等，以帮助选用手术后综合治疗的方案。

（1）手术方式。

①乳腺癌根治术：最常用亦是最经典的肿瘤外科治疗的术式。手术一般可在全麻或高位硬脊膜外麻醉下进行，可根据肿瘤的小同部位采用纵形或横形切口，皮肤切除范围可在肿瘤外 3~4cm，皮瓣剥离时在肿瘤周围宜采用薄皮瓣法，将皮下脂肪组织尽量剥除，在此以外可逐渐保留皮下脂肪组织，但不要将乳腺组织保留在皮瓣上。皮瓣剥离范围内侧到胸骨缘，外侧到腋中线。先切断胸大、小肌的附着点，保留胸大肌的锁骨份，这样可以保护腋血管及神经，仔细解剖腋窝及锁骨下区，清除所有脂肪及淋巴组织，尽可能保留胸长及胸背神经，使术后上肢高举及向后运动不受障碍，最后将整个乳房连同周围的脂肪淋巴组织、胸大肌、胸小肌和锁骨下淋巴脂肪组织一并切除。术毕在腋下开小口，置负压引流，以减少积液，使皮片紧贴于创面。

②乳腺癌改良根治术：本手术的目的是切除乳房及清除腋血管周围淋巴脂肪组织，保留胸肌。使术后胸壁有较好的外形，以便于以后做乳房再造手术。手术方式有：a.保留胸大、小肌的改良根治Ⅰ式（Auchin closs 手术）。b.保留胸大肌切除胸小肌的改良根治Ⅱ式（Pacey 手术）。手术大都采用横切口，皮瓣分离与根治术相似，在改良根治Ⅰ式手术时可用拉钩将胸大小肌拉开，尽量清除腋血管旁淋巴脂肪组织，但清除范围仅能包括腋中、下群淋巴结。而改良根治Ⅱ式，由于切除胸小肌使腋血管周围的解剖能达到更高的位置，一般可以将腋上群淋巴结同时清除。此手术方式适合于微小癌及临床第 1、2 期的乳腺癌，然而由于保留了胸肌，使淋巴结的清除不够彻底，因而对临床已有明确淋巴结转移的病例的应用有一定的限制。

③扩大根治术：Handley 在乳腺癌根治术的同时作第 2 肋间内乳淋巴结的活检，国内李月云等（1955）报道根治术时内乳淋巴结活检的阳性率为 19.3%（23/119），证实内乳淋巴结与腋下淋巴结同样是乳腺癌的第一站转移淋巴结。

肿瘤医院在 1242 例乳腺癌扩大根治术病例中，腋淋巴结转移率为 51%，内乳淋巴结转移率为 17.7%。肿瘤位于乳房中央及内侧者转移率为 22.5%，位于外侧者为 12.9%。因而根治术时同时将第 1～4 肋间内乳淋巴结清除，称为扩大根治术。手术方式有：a.胸膜内法（Urban 手术）：手术将胸膜连同内乳血管及淋巴结一并切除。胸膜缺损用阔筋膜修补。该方法因术后并发症多，现已较少采用。②胸膜外法（Margottini 手术）：切除第 2～4 肋软骨连同第 1～4 肋间乳内血管旁脂肪淋巴结一并切除，该方法的并发症并不比一般根治术多。虽然该手术方式目前已较少应用，但对临床 2、3 期尤其病灶位于中央及内侧者，其五年与十年生存率较一般根治术提高 5%～10%，因而在适当的病例还是有一定价值的。

④肿瘤局部切除合并放射治疗：是近年来报道较多的与根治术概念相反的一种治疗方法，即保留乳房的治疗方法。手术切除肿瘤连同周围部分正常乳腺组织（方式有肿瘤切除、肿瘤广泛切除、四分之一乳腺切除等。然而各种术式的基本要求是手术切缘无残留癌细胞，腋淋巴结清除，术后用超高压放射线照射整个乳腺、锁骨上、下及内乳区淋巴结。该手术方式主要适用于：a.临床 1 期、2 期，肿瘤＜4cm。b.肿瘤距乳晕外 2～3cm。c.肿瘤为单个病灶。d.无妊娠或哺乳以及胶原性疾病。e.腋下无明显肿大淋巴结。

⑤单纯乳房切除术：切除乳腺组织、乳头及表面皮肤和胸大肌筋膜。此方法适用于非浸润性癌、微小癌、湿疹样癌限于乳头者，亦可用于年老体弱不适合根治手术者，或因肿瘤较大或有溃破、出血时配合放射治疗。

根治性手术后，手术侧上肢的功能常受到一定的障碍，上肢常因淋巴回流受障而引起肿胀。术后应用负压吸引，防止腋窝积液。早期开始上肢功能的锻炼，可使功能早日恢复，减少肿胀。术后应避免上肢感染而引起的淋巴管炎。

手术死亡率较低，国内外报道为 0.05%～0.30%，肿瘤医院报道 6000 余例根治术及扩大根治术无手术死亡率。

治疗失败原因中 2/3 是因血道转移。1/3 为局部复发。复旦大学肿瘤医院各期乳腺癌的局部复发率在根治术为 9%，扩大根治术为 3%。文献报道对 1、2 期病例应用保留乳房的手术方式，术后放疗病例中局部复发率为 5%～10%，而未作放疗病例为 20%～30%。复发病例可以再次手术，仍能获得较好疗效。

手术治疗后的预后主要与年龄、月经情况、病理类型、分级、激素受体测定等有关，绝经与有无妊娠也有关，但主要影响预后的因素是手术时的病期及淋巴结有无转移。复旦大学肿瘤医院根治性手术的 10 年生存率在 1 期病例为 85%～88%，2 期为 65%～70%，3 期为 35%～45%；淋巴结有转移者为40%～50%，无转移者为 80%～90%。

（2）手术禁忌证。有以下情况之一者，不适合手术治疗：①乳房及其周围皮肤有广泛水肿，其范围超过乳房面积的一半。②肿块与胸壁（指肋间肌、前锯肌及肋骨）固定。③腋下淋巴结显著肿大，且已与深部组织紧密粘连，或患侧上肢水肿或肩部酸痛。④乳房及其周围皮肤有卫星结节。⑤锁骨上淋巴结转移。⑥炎性乳腺癌。⑦已有远处转移。

3.放射治疗

与手术相似，也是局部治疗的方法。放射治疗以往常作为根治手术前后综合治疗的一部分，近年来已有作为早期病例局部肿瘤切除后主要的治疗方法。

（1）术后照射。根治术或改良根治术后是否需要放疗，曾是乳腺癌治疗中争议最多的问题。目前，根治术后不做常规放疗；但对有复发可能的病例，选择性地应用放射治疗，可以提高疗效，降低复发率。常用于根治术或改良根治术后腋淋巴结有转移的患者，术后照射内乳及锁骨上区，扩大根治术后若内乳淋巴结有转移病例术后照射锁骨上区。亦有用于肿瘤位于乳房中央或内侧的病例，虽然腋淋巴结无转移，术后照射锁骨上及内乳区。而病灶位于乳房外侧者则不需要照射。术后放疗应尽量采用电子束照射，也可用 ^{60} 钴，一般剂量为 50～60Gy/（5～6）周。术后照射的疗效目前尚难定论，大多报道可以减少局部复发，但生存率的提高尚无定论。

（2）术前放疗。主要用于 3 期病例或局部病灶较大、有皮肤水肿的病例，照射使局部肿瘤缩小，水肿消退，可以提高手术切除率，降低局部复发及血道播散，但术前放疗不能解决治疗前已存在的亚临床型转移灶，因而近年已有被化疗取代的趋势。术前放疗需采用三野照射法，即二切线野及锁腋部照射野。原发灶照射剂量为 40～50Cy/（4～5）周，锁骨区为 50Gy/5 周，放疗结束后 4～6 周施行手术最为理想。

（3）肿瘤局部切除后的放疗。单行肿瘤局部切除而保留乳房的手术方式，术后的局部复发率可达 20%～30%，术后辅助放射治疗使局部复发率降低到 5%～8%以下。术后可以用双侧切线野照射乳房及另一野照射锁骨上、下区。乳房及区域淋巴结照射剂量为 50～60Cy/（5～6）周。

炎性乳腺癌在经化疗后尚不适合手术的病例也可以用放射治疗，术后再应用化疗。

（4）复发肿瘤的放射治疗。对手术野内复发结节或淋巴结转移，放射治疗常可取得较好的效果。局限性骨转移病灶应用放射治疗的效果较好，可以减轻疼痛，少数病灶也可以重新钙化。

4.化学药物治疗

在实体瘤的化学治疗中，乳腺癌的疗效较好，化学药物治疗常用于晚期或复发病例，有较好的效果。化学药物治疗配合术前、术中及术后的综合治疗是近年来发展的方向。常用的化疗药物有环磷酰胺、氟尿嘧啶、氨甲蝶呤、阿霉素及丝裂霉素等，近年来发展的一些药物有紫杉醇、异长春花碱（诺维本）等对乳腺痛亦有较好的疗效。单药的有效率在阿霉素、紫杉醇、诺维本等药物中可达 40%～50%，如果多药联合应用治疗晚期乳腺癌的有效率达 50%～60%。

术前化疗又称新辅助化疗，主要用于临床 3 期及部分晚 2 期的病例，其优点有：①能使肿瘤缩小，降低分期，提高手术切除率，也可使更多的病例能采用保留乳房的手术。②有助于在体内了解肿瘤对化疗的敏感程度。③有可能防止耐药细胞株的形成。④能防止新转移灶的形成。术前化疗以往采用动脉插管区域性注射抗癌药，目前以全身用药较多，主要的药物以阿霉素为主的方案较为常见。对局部晚期病灶先应用 2～6 个疗程以后再做手术治疗，术后根据病情再予以化疗或放射治疗。术前化疗的给药途径有经静脉全身用药或动脉插管分次给药，动脉插管的途径可经尺动脉、腹壁上动脉或胸肩峰动脉，所用的药物有塞替派、丝裂霉素、阿霉素等。

术后的化疗又称为辅助化疗，目的是杀灭术前已存在的亚临床型转移灶及手术操作所致的肿瘤细胞播散。常用的联合化疗方案有 CMF 方案（环磷酰胺、氨甲蝶呤及氟尿嘧啶 3 种药联合应用）及 CAF 或 CFF 方案（环磷酰胺、阿霉素或表阿霉素、氟尿嘧啶），近年亦有用紫杉醇、诺维本等药物用于辅助治疗。术后辅助治疗可以提高生存率，减少复发率，以绝经期前或淋巴结转移的病例疗效较显著，对绝经后、淋巴结无转移的病例则不显著。术后化疗一般于术后 1 个月内开始，用药足量时间为 6 个月至 1 年，长期应用并不提高其疗效，而且可能损伤机体的免疫功能。

对淋巴结无转移的患者是否需要辅助化疗仍有争议，近年来根据各临床因素判断复发的危险性，来决定是否应用辅助治疗。

对危险度中或高的病例。大都主张应用辅助化疗。

5.内分泌治疗

是治疗乳腺癌的重要方法之一，具体用药机制尚不完全明了。可以根据患者的年龄、月经情况、手术与复发间隔期、转移部位以及雌激素受体和孕激素受体的情况等因素来选择内分泌治疗。内分泌治疗对绝经后、手术到复发间隔时间长的病例，以及软组织、骨、局部、淋巴结转移有较好的疗效。

（1）雌激素受体的作用机制。乳腺细胞内有一种能与雌激素相结合的蛋白质，称为雌激素受体。细胞恶变后，这种雌激素受体蛋白可以继续保留，亦可能丢失。如仍保存时，细胞的生长和分裂仍受体内的内分泌控制，这种细胞称为激素依赖性细胞；如受体丢失，细胞就不再受内分泌控制，称为激素非依赖性细胞或自主细胞。

雌激素对细胞的作用是通过与细胞质内的雌激素受体的结合形成雌激素—受体复合物，转向核内而作用于染色体，导致基因转录并形成新的蛋白质，其中包括孕酮受体，孕酮受体是雌激素作用的最终产物，孕酮受体的存在也说明雌激素及其受体确有其活力。

雌激素受体测定阳性的病例应用内分泌治疗的有效率为 50%～60%，如果孕酮受体亦为阳性者有效率可高达 70%～80%。雌激素受体测定阴性病例的内分泌治疗有效率仅为 8%～10%。

（2）内分泌治疗的方法。有切除内分泌腺体及内分泌药物治疗两种。切除内分泌腺体中最常用的是卵巢切除术或用放射线照射卵巢去势，其目的是去除体内雌激素的主要来源。卵巢去势主要应用于绝经前，尤其对雌激素受体测定阳性的患者，有较好的疗效，亦是晚期病例的首选治疗方法，对骨、软组织及淋巴结转移的效果较好，而对肝、脑等部位转移则基本无效。卵巢切除亦有用于作为术后辅助治疗，主要对绝经前、淋巴结转移较广泛、雌激素受体测定阳性的病例能提高术后的生存率，推迟复发，但对生存期的延长尚无定论。晚期男性乳腺癌病例应睾丸切除术常有较好的效果，尤其雌激素受体阳性的病例，有效率可达 60%～70%，其他切除内分泌腺体的手术有双侧肾上腺切除术、垂体切除术等，目前均已放弃使用。

内分泌药物治疗中，以往应用的雄激素制剂如丙酸睾丸酮、雌激素制剂如己烯雌酚等，目前已较少应用，然而丙酸睾丸酮等对绝经前，尤其骨转移的病例还有一定的应用价值。

近年来常用的内分泌治疗药物有抗雌激素药物、抑制雌激素合成药物和孕酮类药物。抗雌激素药物有三苯氧胺（tamoxifen）及其衍生物：法乐通（toremifene）等，其主要作用机制是与雌激素竞争雌激素受体，从而抑制癌细胞的增生，对雌激素受体阳性患者的有效率约 55%，阴性者则为 5%，三苯氧胺用量为每日 20～40mg 口服，剂量的增加并不提高疗效。对绝经后软组织、淋巴结、骨转移的效果较好。其毒性反应较小，常见的有阴道排液、少数患者长期服用可引起肝功能障碍、子宫内膜增生、视力障碍等。三苯氧胺作为手术后的辅助治疗常用于绝经后，雌激素受体测定阳性的患者效果较好，对受体阳性的绝经前患者化疗后亦可作为辅助治疗，可以减少复发率，同时可减少对侧乳腺癌发生的机会，术后用药一般主张 3～5 年。

抑制雌激素合成的药物主要是芳香酶抑制剂，绝经后妇女体内雌激素大多由肾上腺网状层所分泌的皮质酮及孕烯二酮或脂肪组织经芳香酶的转化后转换而成，因而应用芳香酶抑制剂可以抑制雌激素的合成。芳香酶抑制剂有两型，一型为甾体类的抑制剂，其直接抑制芳香酶，阻断雄激素转化成雌激素，常用药物为 Formestane（兰他隆）、Excmestane、Atamestane 等，其中以兰他隆等较为常用，每 2 周 1 次，每次 250 mg，肌肉注射；另一型为非甾体类的抑制剂，常用药物有氨基导眠能（Aminoglutethimide）、来曲唑（Letrozole）等，其作用于细胞色素 P450 蛋白，从而抑制芳香酶的作用，氨基导眠能用法为 250 mg，每日 2～4 次，为减少由于肾上腺的反馈作用，在应用氨基导眠能时同时给予口服氧化可的松，不良反应常有恶心、嗜睡、共济失调、皮疹等。来曲唑等第 3 代非甾体类芳香酶抑制剂，其作用较氨基导眠能强 100 倍，用法为每日 1 片，每片 2.5 mg 口服，不良反应较少，对软组织、淋巴结及骨转移的效果较好。

抗孕激素类药物常用的有甲孕酮（MPA）及甲地孕酮（MA）等，其作用机制可能是抑制垂体分泌催乳素及促性腺激素。甲孕酮每日剂量 1000～2000 mg 肌注，甲地孕酮每日 160 mg 口服，有效率为 16%～20%，一般常用于绝经后的晚期乳腺癌作为二、三线治疗药物。

其他的促生殖腺释放激素的抑制剂为 goserelin（LH-RH 抑制剂）等，可与三苯氧胺合并应用于绝经前的晚期患者，其有效率为 25%～30%。

乳腺癌是常见的浅表肿瘤，早期发现、早期诊断并不困难，早期治疗能获得较好的效果。要选择既符合计划生育要求，又能防止乳腺癌发病率增高的合理生育方案，提倡母乳喂养，绝经后减少脂肪摄入量。在妇女中提倡自我检查，对高危险人群进行定期筛查，有助于乳腺癌的早期发现。

七、特殊类型乳腺癌

（1）男性乳腺癌。约占乳腺癌病例中 1%，复旦大学肿瘤医院报道占乳腺癌中 1.29%。发病年龄为 50～59 岁，略大于女性乳腺癌。病因尚未完全明了，但与睾丸功能减退或发育不全、长期应用外源性雌激素、肝功能失常以及应用有些药物如异烟肼等有关。

病理类型与女性病例相似，但男性乳腺无小叶腺泡发育，因而病理中无小叶癌。

男性乳腺癌的主要症状是乳房内肿块。可发生在乳晕下或乳晕周围，质硬，由于男性乳房较小，因而肿瘤容易早期侵犯皮肤及胸肌，淋巴结转移的发生亦较早。男性乳房肿块同时伴乳头排液或溢血者常为恶性的征象。

治疗应早期手术，术后生存率与女性乳腺癌相似，但有淋巴结转移者其术后五年生存率为 30%～40%。晚期病例采用双侧睾丸切除术及其他内分泌治疗常有一定的姑息作用，其效果较女性卵巢切除为佳。

（2）双侧乳腺癌。指双侧乳腺同时或先后出现的原发性乳腺癌，发病率为乳腺癌中 5%～7%。双侧同时发生的乳腺癌的诊断标准为：①双侧肿块大小相似，均无区域淋巴结的转移。②双侧均未经治疗。③双侧均能手术，无皮下淋巴管的浸润。此外，双侧病灶均在外上方，也可作为诊断标准之一。双侧非同时发生的乳腺癌平均间隔为 5～7 年，但以第一例治疗后的 3 年内为多。其诊断标准为：①第一侧癌诊断肯定，并已经治疗。②第一侧术后至少 2 年无复发。③无其他远处部位转移，双侧的病理基本类型不一样，可作为双侧原发癌的诊断标准，但还有些临床特点可以帮助鉴别第二侧是否为原发癌还是转移癌。

双侧乳腺癌的治疗与单侧乳腺癌相似，明确诊断后及时手术，预后较单侧乳腺癌为差。

（3）妊娠及哺乳期乳腺癌。乳腺癌发生在妊娠或哺乳期的占乳腺癌中 1%～3%。妊娠及哺乳期由于体内激素水平的改变、乳腺组织增生、充血、免疫功能降低，使肿瘤发展较快，不易早期发现，因而其预后亦较差。

妊娠及哺乳期乳腺癌的处理关系到患者和胎儿的生命，是否需要终止妊娠应根据妊娠时间及肿瘤的病期而定。早期妊娠宜先终止妊娠，中期妊娠应根据肿瘤情况决定，妊娠后期应及时处理肿瘤，待其自然分娩。许多报道在妊娠后期如先处理妊娠常可因此而延误治疗，使生存率降低，哺乳期乳腺癌应先中止哺乳。

治疗应采用根治性手术，术后根据病理检查决定是否需综合治疗，预防性去势能否提高生存率尚有争论。

无淋巴结转移病例的预后与一般乳腺癌相似，但有转移者则预后较差。

有报道乳腺癌手术后再妊娠时其预后反而较好。实际上能再妊娠者大多是预后较好的患者。乳腺癌无淋巴结转移病例手术后至少间隔 3 年才可再妊娠，有淋巴结转移者术后应至少间隔 5 年。

（4）隐性乳腺癌。是指乳房内未扪及肿块而已有腋淋巴结转移或其他部位远处转移的乳腺癌，占乳腺癌中 0.3%～0.5%，原发病灶很小，往往位于乳腺外上方或其尾部，临床不易察觉。腋淋巴结的病理检查、激素受体测定及乳腺摄片有助于明确诊断。病理切片检查提示肿瘤来自乳腺的可能时，如无远处转移，即使乳腺内未扪及肿块亦可按乳腺癌治疗。术后标本经 X 线摄片及病理检查可能发现原发病灶，预后与一般乳腺癌相似。

（5）炎性乳腺癌。炎性乳腺癌伴有皮肤红肿、局部温度增高、水肿、肿块边界不清，腋淋巴结常有肿大，有时与晚期乳腺癌伴皮肤炎症难以鉴别。此类肿瘤生长迅速，发展快，恶性程度高，预后差。治疗主要用化疗及放疗，一般不做手术治疗。

第七章　肝胆疾病

第一节　肝脓肿

一、细菌性肝脓肿

细菌性肝脓肿是最常见的一种肝脓肿。几乎所有肝脓肿都是在原有其他疾病的基础上形成的。70%的肝脓肿位于右肝。肝脓肿的死亡率为15%～20%，死亡主要取决于原有疾病情况（如恶性肿瘤或免疫缺陷病）。

（一）病因

（1）大多数继发于腹内感染，细菌通过胆道或门静脉进入肝脏，如胆管炎、阑尾炎或憩室炎。致病菌主要是大肠杆菌等Gram阴性杆菌（克雷伯菌、沙门菌、沙雷菌）、厌氧菌（主要是类杆菌）和厌氧链球菌（肠球菌）。

（2）病原菌也可来自远处感染灶，此时，细菌来自肝动脉，如细菌性心内膜炎、败血症、化脓性骨髓炎、痈、疖等。致病菌与原发灶的细菌相吻合，以Gram阳性菌为主。

（3）肝外伤、肝邻近器官的感染直接蔓延也是肝脓肿的来源。有10%～50%的病例找不到原发感染灶。

（二）诊断

（1）先驱化脓性感染的临床表现。

（2）局部表现。右上腹疼痛、肝大伴触痛。局部肋间有水肿。超声检查可见液平面。X 线片示右膈抬高、右侧胸腔积液、膈下气一液面。

（3）全身表现。有发热、寒战、白细胞增多和贫血。偶尔有暴发性败血症。肝功能示酶升高，尤其是 ALP。

（4）细菌性肝脓肿与肝癌的鉴别诊断有时极为困难，细菌性肝脓肿无肝炎病史，肝穿刺活检或腹腔镜检查对明确诊断很有帮助。

（三）治疗

要注意同时治疗肝脓肿和原发疾病。

（1）肝脓肿的经典治疗是手术引流、静脉用抗生素和支持治疗，疗效满意。切开引流多经腹进行，也可经腹腔镜进行。对肝右后叶脓肿，可经 12 肋床切口进入。

（2）单个脓肿首选在超声或 CT 引导下行脓肿穿刺置管引流，这种方法对坏死碎片少、液化好的脓肿疗效好。多发脓肿、置管引流后仍有全身感染症状或引流不畅者，应手术引流。

（3）多发性脓肿治疗困难，主要依靠抗生素。用抗生素时要注意做药敏试验，并注意用足疗程，防止复发、防止脓肿迁延。

（四）预后

严重病例死亡率达 40%，主要与下列 3 种因素有关。

（1）诊断延误。人们常不将肝脓肿列入重症患者的鉴别诊断之中。CT 和超声可增加诊断正确率。

（2）多发性脓肿。不易充分引流，患者易发生败血症。

（3）营养不良。严重感染的患者体内能量消耗增加，因此必须经口或经肠外补充能量，才能改善患者的全身情况、促进创口愈合和增加免疫力。

二、阿米巴肝脓肿

阿米巴肝脓肿病例在肝脓肿中占第二位，但在第三世界国家为第一位。

（一）病因

病原是溶组织内阿米巴原虫。先发生肠阿米巴病，然后，肠阿米巴原虫经门静脉入肝感染。

（二）诊断

（1）有发热、白细胞增多、肝大、右上腹痛，偶尔有肝酶升高。50%的患者无阿米巴痢疾史。

（2）一般为单发性脓肿，90%位于右肝，85%的肠阿米巴和98%的肝阿米巴患者阿米巴间接血凝滴度升高。右侧肝阿米巴脓肿容易向腹腔破溃；左侧易向胸腔破溃。

（3）穿刺脓液外观呈巧克力色，培养一般无菌生长，脓肿壁检查偶可发现滋养体。

（4）并发症有继发细菌感染、穿破入胸腔、入心包或入腹腔。

（三）治疗

治疗可用甲硝唑静脉滴注，一般不必手术引流。若用甲硝唑治疗48小时无效，考虑有继发感染时，可行穿刺置管引流或手术引流。若脓肿大或邻近有重要脏器者可行穿刺抽脓。

第二节　肝外伤

肝外伤分为钝性裂伤和穿透伤两种。由于肝血流量大、与下腔静脉等重要结构毗邻、容易发生感染，因此受伤后总死亡率可达10%～20%。若肝静脉主干和肝后下腔静脉损伤，无论用什么方法抢救，死亡率仍在50%以上。

（一）诊断

有外伤史；有腹内出血和血容量不足的临床表现；诊断性腹腔穿刺、超声、CT、血管造影或急诊剖腹探查术。其中选择性肝动脉造影既可用于诊断，又可用于治疗。

（二）治疗

1.非手术治疗

20%的肝外伤损伤轻微（Ⅰ～Ⅱ级），不必手术，但必须在有经验的普外科医师的严密观察下进行。若出血不止，则需要手术。

2.手术治疗

手术处理的要点是控制出血、防止胆瘘。要点：①毫不犹豫地请专科医生会诊。②请有经验的麻醉医生麻醉。③常规备足量血，保证输血的温度。④在容量补足前不要搬动肝脏。⑤阻断大血管前提醒麻醉医生，因为低血容量患者对回心血量突然减少难以承受。⑥对复杂患者来说，填塞止血往往是最佳决策。

（1）用细线结扎止血或钛夹夹闭止血。尽可能少用褥式缝合压迫止血。因为褥式缝合易造成肝缺血、坏死、继发感染。出血猛，影响显露时，可先用纱布压迫止血或 Pringle 法（用止血带控制肝十二指肠韧带）阻断入肝血流，然后设法显露损伤部位。

（2）入肝血流阻断后不能控制出血时，应考虑第二肝门附近肝实质内肝静脉、肝静脉主干或肝后下腔静脉损伤，即Ⅴ级肝损伤。处理方法是立即用纱布压迫止血，取胸骨下段正中切口，切开膈肌，在心包内和肾静脉上方分别阻断肝上和肝下下腔静脉，同时阻断入肝血流，显露损伤部位，进行修补。极少数患者（＜1%）需要行下腔静脉内置管转流术，该法适用于下腔静脉阻断后有容量不足表现者。其方法是自右心耳向下腔静脉内置入一导管，导管插至肾静脉以下、髂静脉分叉以上水平，然后结扎肝上和肝下下腔静脉，此时下肢和肾静脉之血流可经导管上溯，经导管上段侧孔汇入右房。

（3）肝外伤很少需要行规则性半肝切除术。急诊切肝死亡率高达 50%。

（4）肝右或肝左动脉结扎可控制出血，但结扎后损伤的肝实质区易发生感染。仅适用于肝外伤局限于肝一叶并且需要行半肝切除者。

（5）长纱条肝周填塞止血在处理复杂肝裂伤时有独到之处，适用于基层非专科医院以及血源困难的情况下紧急止血，压迫止血后关腹。48 小时后再次手术取纱条。

3.术后处理

（1）ICU 监测，要求纠正低血容量和"死亡三联征"　（低体温、酸中毒和凝血功能障碍）。

（2）在一期关腹的患者，要插 Foley 尿管膀胱测压了解腹内压，判断是否发生了腹腔室综合征。

（3）在腹腔填塞止血的患者，再次手术的时间取决于"死亡三联征"的纠正情况，一般在第一次手术 24～48 小时后。

（三）术后并发症

（1）早期：出血；腹腔室综合征；胆漏；肝衰竭；低体温、酸中毒和凝血功能障碍伴多器官衰竭。

（2）后期：胆瘤（biloma）；胆瘘；胆管狭窄；脓肿和血肿感染。

第三节　肝脏恶性肿瘤

肝脏恶性肿瘤分为原发性和继发性两大类，后者即转移性肿瘤。原发性肝肿瘤源于上皮组织者称为肝癌，包括肝细胞癌、胆管细胞癌、混合型癌和肝母细胞癌等；源于间叶组织者称肉瘤，如血管内皮细胞肉瘤、淋巴瘤、纤维肉瘤、肌肉瘤和黏液肉瘤等。原发性肝肿瘤中以原发性肝癌最多见，原发性肝癌中以肝细胞肝癌最多见。继发性肝癌是指原发于全身其他器官和部位的恶性肿瘤转移至肝脏所致，转移性肝恶性肿瘤是肝脏最常见的恶性肿瘤，一般以胃、胆、胰、结、直肠、卵巢、子宫、乳腺、肺等部位的肿瘤转移而来为多。西方国家的继发性肝癌中，原发肿瘤为支气管肺癌的最常见，其次为前列腺癌、结、直肠癌、乳腺癌、胰腺癌、胃癌、肾癌、子宫癌。

一、原发性肝癌

（一）概述

原发性肝癌是指肝细胞或肝内胆管细胞发生的癌（主要是肝细胞癌，简称肝癌），是世界上最常见的肿瘤之一，在慢性乙肝和丙肝盛行的地区尤其普遍。全球 50%以上的肝癌发生在我国，高发于东南沿海地区，其中江苏启东和广西扶绥的发病率最高。原发性肝癌死亡率未降，我国平均年死亡率为 20~40/10 万，居癌症死亡的第二位。在国外，非洲撒哈拉以南和亚洲太平洋沿岸地区的发病率明显高于其他地区，而欧、美、大洋洲发病率较低。值得注意的是，世界各地原发性肝癌发病率有上升趋势。本病可发生于任何年龄，以 40~49 岁为最多，男女之比为（2~5）：1。原发性肝癌主要相关因素包括酒精性肝硬化、慢性乙肝和丙肝感染、其他慢性肝病以及接触真菌毒素。

（二）诊断思路

1.病史要点

原发性肝癌起病隐匿，早期缺乏典型症状。经甲胎蛋白（AFP）普查检出的早期病例可无任何症状和体征，称为亚临床肝癌。自行就诊患者多属于中晚期，常有肝区疼痛、食欲减退、乏力、消瘦和肝大等症状，即主要特征如下：

（1）肝区疼痛。有半数以上患者以此为首发症状，多为持续性钝痛、刺痛或胀痛。主要是由于肿瘤迅速生长，使肝包膜张力增加所致。当肝癌结节发生坏死、破裂，引起腹腔内出血时，则表现为突然引起中上腹部剧痛和压痛，出现腹膜刺激征等急腹症的表现。

（2）恶性肿瘤的全身表现。有进行性消瘦、发热、食欲不振、乏力、营养不良和恶病质等。少数肝癌患者由于癌本身代谢异常，进而影响宿主机体而致内分泌或代谢异常，可有特殊的全身表现，称为伴癌综合征，以自发性低血糖症、红细胞增多症较常见，其他少见的有高胆固醇血症、高钙血症、异常纤维蛋白原血症、冷纤维蛋白原血症、迟发性皮肤卟啉症、肥大性骨关节病、女性男性化以及男性女性化、甲状腺功能亢进、骨质疏松症、肺炎综合征等。对肝大伴有这类表现的患者，应警惕肝癌的存在。

（3）转移灶症状。如发生肺、骨、胸腔等处转移，可产生相应症状。胸腔转移右侧多见可有胸水症；骨骼和脊柱转移，可有局部压痛或神经受压症状；颅内转移灶可有神经定位体征。原发性肝癌的并发症，主要有肝性昏迷、上消化道出血、肝癌破裂出血以及继发感染。

2.检查要点

（1）肝大。为中晚期肝癌最常见的主要体征。肝大呈进行性，质地坚硬，边缘不规则，表现凹凸不平成大小结节或巨块。癌肿位于肝右叶顶部者可使膈肌抬高，肝浊音界上升。在不少情况下肝大和肝区肿块使患者自己偶然扪及而发现肝癌。肝大显著者可充满整个右上腹或上腹，右季肋部明显隆起。

（2）肝硬化征象。肝癌伴有肝硬化门静脉高压者可有脾大、腹水、静脉侧支循环形成，贫血和由于人血白蛋白水平下降而导致的外周水肿等表现。腹水很快增多，一般为漏出液。血性腹水多因癌侵犯肝包膜或向腹腔内破溃而引起，偶因腹膜转移癌所致。

（3）黄疸。一般在晚期出现，可因肝细胞损害引起，或由于癌块压迫或侵犯肝门附近的胆管，或癌组织和血块脱落引起胆道梗阻所致。

3.辅助检查

（1）影像学检查及穿刺活检。

①超声检查。a.优点：无创性；显示内脏体积、形状和位置；能监测核素扫描不能辨别的可疑肝区，能鉴别病灶是肝脓肿、囊肿还是肿瘤；采用分辨率高的 B 型超声显像仪检查，可显示肿瘤的大小、形态、所在部位以及肝静脉或门静脉内有无癌栓等，其诊断符合率可达 90%左右，有经验超声医生能发现直径小于 2cm 的微小癌灶。是目前有较高诊断价值的非侵入性检查方法，并可用作高发人群的普查工具。另外，用 B 型超声显像同时提取超声多普勒血液频谱信号及彩色多普勒血液成像三功仪检查，可提高肝癌的确诊率，并且有助于转移性肝癌、肝血管瘤等的鉴别。b.缺点：肝脏和腹部超声可能不能检测处于早期的肝细胞癌；不能鉴别肝细胞肝癌还是其他肿瘤，因此需要用病理检查确诊肝细胞肝癌；依赖操作者的经验水平，做此检查的检查医师经

验越丰富结果也越准确；肋骨、气体和胃结肠内残留的钡剂会使超声检查结果难以分析。

②CT 检查。a.优点：对于过度肥胖者或者肝脏位置较高的患者应该用 CT 扫描；CT 具有较高的分辨率，对肝癌的诊断符合率可达 90%以上。应用动态增强扫描可提高分辨率，有助于鉴别血管瘤；应用 CT 动态扫描与动脉造影相结合的 CT 血管造影（CTA）：CT 检查过程中把对比剂快速注入腹腔动脉或者肝动脉，可以达到 94%的检出率，检测直径小于 1 cm 的肿瘤特别有效；使用乙碘油乳剂 CT 动脉造影：把乙碘油乳剂注射到肝动脉内，7～14 天后做 CT 扫描，对小肝癌检出率达 90%；CT 门脉造影：在 CT 扫描前把对比剂输入肠系膜上动脉，对直径大于 2cm 的肝细胞肝癌检出率达 85%～95%。多排螺旋 CT、三维 CT 成像更提高了分辨率和定位的精确性。b.缺点：虽然 CT 扫描一般是无创性的，但可能要口服或静脉输入对比剂。经静脉输入对比剂可能会产生暂时的不适，有些患者可能会过敏。对于有严重肝和肾功能受损的患者或对碘过敏患者不能用静脉输入对比剂。CT 扫描和超声在监测肝细胞肝癌上效果相似，但 CT 扫描费用昂贵，患者要接受射线。

③磁共振成像（MRI）。a.优点：诊断价值与 CT 相仿，对良、恶性肝内占位病变，特别是与血管瘤的鉴别优于 CT，且可进行肝静脉、门静脉、下腔静脉和胆道重建成像，可显示这些管腔内有无癌栓，故能辨别肿瘤的扩散且不需接受射线。b.缺点：比 CT 扫描费用更高，不能用于体内有金属装置者。

④选择性腹腔动脉和肝动脉造影检查：肝由肝动脉及门静脉双重供血，由于肝癌区的血管一般较丰富，且 90%来自肝动脉，选择性腹腔动脉和肝动脉造影能显示直径在 1cm 上的癌结节，阳性率达 87%，结合 AFP 检测的阳性结果，常用于诊断小肝癌。手术前造影可明确肿瘤部位，估计切除的范围，因而可减少盲目探查。但这项检查对少血管型显示较差。检查有一定的创伤性，一般在超声显像、CT 或 MRI 检查不满意时进行，多在结合肝动脉栓塞化疗时使用。数字减影动脉造影（DSA）现已普及，是通过电子计算机进行一系列图像数据处理，将影响清晰度的脊柱、肋骨等阴影减除，使图像对比度增强，可清楚显示直径大于 1.5cm 的小肝癌。

⑤放射性核素肝显像：应用趋肿瘤的放射性核素镓-67 或镱-169，或核素

标记的肝癌特异性单克隆抗体有助于肿瘤的导向诊断；单光子放射性计算机体层显像扫描（SPECT）易于检出小病灶；正电子发射体层显像（PET）可显示肝癌组织的代谢情况，常用者有 18FFDC 显像。

⑥肝穿刺活检：肝穿刺行针吸细胞学检查有确诊意义，目前多采用在 B 型超声引导下行细针穿刺，有助于提高阳性率。适用于经过各种检查仍不能确诊，但又高度怀疑或已不适于手术而需定性诊断以指导下一步治疗者。缺点：需要先做影像学检查；需要技术熟练的医师来做此项有创性检查；有出血、感染等风险。肝脏穿刺活检的禁忌证包括血小板计数小于 $100×10^9/L$，凝血酶原时间长于 15s，胆道、肝、肺、腹膜部位有积脓，血管瘤。

（2）实验室化验检查（肿瘤标记物的检测）。肿瘤标记物是癌细胞产生和释放的某种物质，常以抗原、酶、激素、代谢产物的形式存在于肿瘤细胞内或宿主体液中，根据其生化和免疫特性可以识别和诊断肿瘤。理想的肿瘤标记物应具有高特异性，适用于人群普查。就肝癌而言，甲胎蛋白仍是特异性最强的标记物和诊断肝癌的主要指标。

①甲胎蛋白（AFP）：现已广泛用于肝细胞癌的普查、诊断、判断治疗效果、预测复发：肝细胞癌甲胎蛋白阳性率为 70%～90%。在生殖腺胚胎瘤、少数转移性肿瘤如胃癌以及孕妇、肝炎、肝硬化，甲胎蛋白可呈假阳性，但升高不如肝癌明显。目前多用放射免疫法（RIA）和 AFP 单克隆抗体酶免疫（EIA）快速测定法检测。两者方法灵敏、准确、便捷，无需特殊设备，适于普查。甲胎蛋白浓度通常与肝癌的大小呈正相关。在排除妊娠、肝炎和生殖腺胚胎瘤的基础上，甲胎蛋白检测诊断肝细胞癌的标准为：AFP＞500 µg/L 持续 4 周；AFP 由低浓度逐渐升高不降；AFP 在 200 µg/L 以上的中等水平持续 8 周。

活动性慢性肝炎和肝硬化病例有 20%～45% 的 AFP 呈低浓度阳性，多不超过 200 µg/L，常先有血清 ALT（GPT）明显升高，AFP 同 ALT 呈同步关系，一般在 1～2 个月内随病情好转、ALT 下降而下降。如 AFP 呈低浓度阳性持续达 2 个月或更久，ALT 正常，应特别警惕亚临床肝癌的存在。

AFP 异质体：临床上常遇到良性肝病的 AFP 值明显升高（＞400 µg/L）或原发性肝癌的 AFP 值偏低（＜400 µg/L），因此，根据血清 AFP 浓度难以鉴别良恶性肝病。近年采用扁豆凝集素（LCA）亲和双向放射免疫电泳方法检测，显示人体血清 AFP 可分为结合型和非结合型两种 AFP 异质体。两者同时存在但各占总体的比值因病而异。在肝癌血清中结合型 AFP 异质体比值高于 25%，而在良性肝病中，结合型比值均低于 25%。根据两型 AFP 异质体的比值可鉴别良恶性肝病，对肝癌的诊断率为 87.2%，假阳性仅 2.5%，且诊断不受 AFP 浓度、肿瘤大小和病期早晚的影响。

AFP 单克隆抗体：选用针对 LCA 结合型 AFP 的单克隆抗体建立特异性强、灵敏度高的方法，或将抗体用核素标记，可有助于鉴别肝癌和阳性肝病以及肝癌的定位。

当肝癌细胞脱落在循环迁移过程中可从周围血中检测出 AFP mRNA，可用于预测肿瘤的复发和转移。

②γ-谷氨酰转移酶同工酶 2（GGT_2）：用聚丙烯酰胺凝胶电泳可将血清γ-谷氨酰转移酶（GGT）分出同工酶各条带，其中 GGT_2 在原发性和转移性肝癌的阳性率可提高到 90%，特异性达 97.1%，非癌性肝病和肝外疾病假阳性低于 5%。GGT_2 与 AFP 无关，在 AFP 低浓度或假阴性肝癌中，也有较高的阳性率。在小肝癌中 GGT_2 阳性率 78.6%。

③异常凝血酶原（AP）：又称γ-羧基凝血酶原。肝癌细胞本身有合成和释放谷氨酸羧化不全的异常凝血酶原的功能，用放射免疫法测定 AP，以大于 250 μg/L 为阳性，则肝细胞癌患者的阳性率为 67%，而良性肝病、转移性肝癌时仅少数呈阳性，因此对亚临床肝癌有早期诊断价值。

④α-L-岩藻糖苷酶（AFU）：肝细胞癌的血清 AFU 活性升高，超过 110Kat/L 时应考虑为肝细胞癌，诊断敏感性为 75%，特异性为 90%。对甲胎蛋白阴性肝癌及小肝癌，AFU 的阳性率均在 70%以上。

⑤其他：酸性同工铁蛋白（AIF）、醛缩酶 A（ALD-A）、5'-核苷酸磷酸二酯酶同工酶 V（5'-NPD V）等在肝癌时增高，特异性强，AFP 阴性时也升高，肝癌时阳性率均在 70%以上。碱性磷酸酶同工酶Ⅰ（ALP-Ⅰ）几乎仅见于肝细胞癌，特异性强，但阳性率低，仅 24.8%。

综上所述，甲胎蛋白以外的肝癌标记物虽然对原发性肝癌尤其是甲胎蛋白阴性肝癌的诊断有辅助意义，但仍不能取代甲胎蛋白在肝癌诊断中的地位。

遇诊断困难的病例，联合检测 2～3 种标记物可显著提高肝癌的诊断率。

4.诊断标准

具有典型临床表现的病例不难诊断，但往往已到中晚期。因此，对凡有肝病史的中年、尤其是男性患者，如有不明原因的肝区疼痛、消瘦、进行性肝大者，应做 AFP 测定和选做上述其他检查，争取早期诊断。国内资料表明，对高危人群（肝炎史 5 年以上，乙肝或和丙肝肝炎病毒标记物阳性，35 岁以上）进行肝癌普查，其检出率是自然人群普查的 34.3 倍。对高危人群检测 AFP，结合超声显像检查，每年 1～2 次，是发现早期肝癌的基本措施。AFP 持续低浓度增高但转氨酶正常，往往是亚临床肝癌的主要表现。

（1）分型。

①大体形态分型：传统分型包括 4 型。a.块状型，最多见。肝癌直径在 5cm 以上，大于 10cm 者称为巨块，可呈单个、多个或融合成块，多为圆形、质硬，呈膨胀性生长。肿块边缘可有小的卫星灶。此类癌组织容易发生坏死，引起肝破裂。b.结节型，为大小和数目不等的癌结节，一般直径不超过 5cm。结节多数在肝右叶，与四周组织的分界不如巨块型清楚，常伴有肝硬化。c.弥漫型，有米粒至黄豆大小的癌结节散布全肝，肉眼不易与肝硬化区别，肝大不明显，甚至反而缩小。患者往往因肝功能衰竭死亡，此型最少见。d.小癌型，孤立的直径小于 3cm。癌结节或相邻两个癌结节的直径之和小于 3cm 者称为小肝癌。现在新的分型为：微小肝癌（直径≤2cm）、小肝癌（2cm＜直径≤5cm），大肝癌（5cm＜直径≤10cm）和巨大肝癌（直径＞10cm）。

②细胞分型：从病理组织上可分为 3 类。a.肝细胞性，癌细胞由肝细胞起源，此型约占肝癌的 90%。癌细胞呈多角形或圆形，排列成巢或索，间有丰富的血窦而无间质成分。b.胆管细胞型，由胆管细胞发展而来，此型少见。癌细胞成立方形或柱状，排列成腺体，纤维组织较多，血窦较少。c.混合型，上述两型同时存在，或呈过渡形态，既不完全像肝细胞型，又不完全像胆管细胞型，此型更少见。

（2）转移和扩散。

①血行转移。肝内血行转移发生最早，也最常见，很容易侵犯门静分支形成癌栓，脱落后在肝内引起多发性转移灶，如门静脉的干支有癌栓阻塞，

可引起门静脉高压和顽固性腹水。在肝外转移中，转移至肺的多达半数，其次为肾上腺、骨、肾、脑等。

②淋巴转移。转移至肝门淋巴结的最多，也可至胰、脾、主动脉旁淋巴结、锁骨上淋巴结。

③种植转移。少见，从肝脱落的癌细胞可种植在腹膜、膈、胸腔等处引起血性腹水、胸腔积液。如种植在盆腔，可在卵巢形成较大的肿块。

（3）临床病理分期。分期是估计肝癌预后和选择治疗方法的重要参考依据。

肝癌的分期（2001年全国肝癌会议制定）：

Ⅰa：单个肿瘤最大直径≤3cm，无癌栓、腹腔淋巴结及远处转移；肝功能分级 Child A。

Ⅰb：单个或两个肿瘤最大直径之和≤5cm，在半肝，无癌栓、腹腔淋巴结及远处转移；肝功能分级 Child A。

Ⅱa：单个或两个肿瘤最大直径之和≤10cm，在半肝，或两个肿瘤最大直径之和≤5cm，在左、右两半肝，无癌栓、腹腔淋巴结及远处转移；肝功能分级 Child A。

Ⅱb：单个或多个肿瘤最大直径之和＞10cm，在半肝，或多个肿瘤最大直径之和＞5cm，在左、右两半肝，无癌栓、腹腔淋巴结及远处转移；肝功能分级 Child A。或肿瘤情况不论，有门静脉分支、肝静脉或胆管癌栓和（或）肝功能分级 Child B。

Ⅲa：肿瘤情况不论，有门静脉主干或下腔静脉癌栓、腹腔淋巴结或远处转移之一；肝功能分级 Child A 或 Child B。

Ⅲb：肿瘤情况不论，癌栓、转移情况不论；肝功能分级 Child C。

（4）诊疗流程。肝癌出现了典型症状，诊断并不困难，但往往已非早期。所以凡是中年以上，特别是有肝病史的患者，如有原因不明的肝区疼痛、消瘦、进行性肝大者，应及时做详细检查。采用甲胎蛋白（AFP）检测和 B 型超声等现代影像学检查，有助于早期发现，甚至可检出无症状、体征的极早期小肝癌患者。在疑为肝癌的病例，经上述检查仍不能证实或否定，如患者情况许可，应进行剖腹探查以争取早期诊断和手术治疗。

5.鉴别诊断

原发性肝癌常需与继发性肝癌、肝硬化、活动性肝病、肝脓肿等鉴别。

（1）继发性肝癌。原发于胃肠道、呼吸道、泌尿生殖道、乳房等处的癌灶常转移至肝。这类继发性肝癌与原发性肝癌比较，病情发展较缓慢，肝癌症状较轻，甲胎蛋白检测除少数原发性癌在消化道的病例可呈阳性外，一般为阴性。少数继发性肝癌很难与原发者鉴别，确诊的关键在于病理检查和找到肝外原发癌的证据。

（2）肝硬化。原发性肝癌多发生在肝硬化的基础上，两者的鉴别常有困难。如肝硬化病例有明显的肝大、质硬的大结节，或肝萎缩变形而影像检查又发现占位性病变，则肝癌的可能性很大，反复检测 AFP 和 AFP 异质体，密切随访病情，最终能做出正确诊断。

（3）活动性肝病（急性肝炎、慢性肝炎）。肝病活动时血清甲胎蛋白往往短期升高，提示肝癌的可能性，定期多次随访测定血清 AFP 和 ALT 或者联合检查 AFP 异质体及其他肝癌标志物进行分析，如 ALT 持续增高至正常的数倍，AFP 和 ALT 的动态曲线平行或同步升高，则活动性肝病的可能性大；两者曲线分离，AFP 升高而 ALT 正常或由高到低，则应多考虑原发性肝癌。

（4）肝脓肿。一般有明显炎症的临床表现，如发热。肿大的肝表面平滑、无结节，触痛明显，邻近脓肿的胸膜壁常有水肿，右上腹肌紧张。白细胞计数升高，超声显像可探得肝内液性暗区。但当脓液稠厚、尚未形成液性暗区时，诊断颇为困难，应反复做超声检查，必要时在超声引导下做诊断性穿刺，亦可用抗感染药物行试验性治疗。

（5）邻近肝区的肝外肿瘤。腹膜后的软组织肿瘤，来自肾、肾上腺、胰腺、结肠等处的肿瘤也可在上腹部呈现腹块，造成混淆。超声检查有助于区别肿块的部位和性质，甲胎蛋白检测应为阴性，鉴别困难时，需剖腹探查方能确诊。

（6）肝非癌性占位病变。肝血管瘤、多囊肝、包虫病等局灶性结节增生、炎性假瘤等肝良性占位性病变等可用彩色多普勒超声、CT 和 MRI 检查帮助诊断，有时需剖腹探查才能确诊。

（三）治疗措施

随着诊断技术的进步以及高危人群的普查和重点随访，早期肝癌和小肝癌的检出率和手术根治切除率逐年增加，加上手术方法的改进和多种治疗措施的综合应用，肝癌的治疗效果明显提高。

1.手术治疗

早期施行手术切除仍是目前根治原发性肝癌的最好方法，普查发现血清甲胎蛋白浓度持续升高并得到定位诊断者，凡有手术指征者均应不失时机争取手术切除或进行手术探查。

（1）手术切除。手术适应证（中华外科学会肝外科学组，2000）如下。

①患者一般情况：较好，无明显心、肺、肾等重要脏器器质性病变；肝功能正常或仅有轻度损害，按肝功能分级属 Child A 级；或 Child B 级，经短期护肝治疗后，肝功能恢复到 Child A 级；无广泛肝外转移性肿瘤。

②下述情况可做根治性肝切除：a.单发的微小肝癌（直径＜2cm）。b.单发的小肝癌。c.单发的向肝外生长的大肝癌或巨大肝癌，表面较光滑，周围界限较清楚，受肿瘤破坏的肝组织小于 30%。d.多发性肿瘤，肿瘤结节小于 3 个，仅局限在肝的一段或一叶内。

③下述情况仅可做姑息性肝切除：a.3～5 个多发性肿瘤，局限于相邻的 2～3 个肝段和半肝内，影像学显示无瘤肝组织明显代偿性增大，达全肝的 50% 以上；如超越半肝范围，可分别做局限性切除。b.左半肝或右半肝的大肝癌或巨大肝癌，边界清楚，第一、二肝门未受侵犯，影像学显示无瘤侧肝明显代偿性增大，达全肝组织的 50% 以上。c.位于肝中央区（肝中叶，或Ⅳ、Ⅴ、Ⅶ段）的大肝癌，无瘤肝组织明显代偿性增大，达全肝的 50% 以上。d.Ⅰ 或Ⅷ段的大肝癌、巨大肝癌。e.肝门部有淋巴结转移者，如原发肿瘤可切除，应做肿瘤切除，同时进行肝门部淋巴结清扫，淋巴结难以清扫者，术后可进行放射治疗。f.周围脏器（结肠、胃、膈肌和右肾上腺等）受侵犯，如原发肿瘤可切除，应连同受侵犯脏器一并切除。远处脏器单发转移性肿瘤（如单发肺转移），可同时做原发肝癌切除和转移瘤切除术。

随着术前对患者更适当的评估、对肝解剖学和肝脏功能认识的增加、肝脏切除技术及术后管理的改善，肝脏切除的并发症及死亡率已大大下降。肝脏切除技术的进步主要是基于以肝段为本的切除及术中减少失血方法的发展。以肝段为本的优点如下：①段界面中没有大的血管和胆管，断肝通过相对无血管界面可减少术中出血。②由于不会破坏大血管和胆管，就避免了术后残肝有缺血或坏死，减少了术后并发症。③术前和术中由于可决定要切除的肝段，可保证切缘足够和保留最多的非肿瘤组织，减少术后肝功能衰竭。④以肝段为本是最符合对付肝内肿瘤播散的手段，可减少术后复发。原发性肝癌早期通常发生在一个肝段内。由于早期卫星灶和主体肿瘤位于同一肝段，所以，以肝段为本的肝切除应是切除肝癌的最好方法。另外，术中超声为了解术中肿瘤的定位、界线和深度提供了帮助，确立了肿瘤与周围血管的关系，进一步发现微小的卫星病灶，提高了肝癌切除的精确度和手术的安全性。此外，术中减少失血方法的发展亦成为肝脏外科的突破，如术中肝血流阻断，专门断肝器械如超声电刀（CUSA）、彭氏吸刮刀、组织凝结器（tissuelinker）等的使用，及肝脏切除手术中采用维持低中央静脉压（CVP≤5 cmH$_2$O）等。

（2）对不能切除的肝癌的外科治疗。可根据具体情况，术中采用肝动脉结扎、肝动脉化疗栓塞、射频、冷冻、激光、微波等治疗，都有一定的疗效。

（3）根治性切除手术后复发肝癌的再手术治疗。对根治性切除术后患者进行定期随访，检测甲胎蛋白和 B 超等影像学检查，早期发现复发，如一般情况良好、肝功能正常，病灶局限允许切除，可实行再次切除。

（4）肝癌破裂出血的患者，可行肝动脉结扎或动脉栓塞术，也可做射频或冷冻治疗，情况差者或仅做填塞止血。如全身情况较好、病变局限，在技术条件具备的情况下，可行急诊肝叶切除术治疗。对出血量较少、血压、脉搏等生命体征尚稳定，估计肿瘤又不可能切除者，也可在严密观察下进行输血，应用止血剂等非手术治疗。

（5）肝癌肝移植。虽然目前部分肝切除在许多肝病中心仍是肝癌首选治疗方法，但由于患者的肝功能不佳、肿瘤多发、部位特殊，往往限制了传统的肝切除治疗。肝移植的开展为这些患者提供了治愈的可能性，世界上越来越多的肝移植中心将肝癌作为肝移植的适应证之一。目前为世界大多数肝移植中心所公认和执行的适应证选择标准是 1996 年 Mazzaferro 等倡导的 Milan

标准（单个肿瘤直径≤5 cm，或者小于 3 个肿瘤，其中每个直径≤3 cm，无肝外转移），这一标准被世界各地的移植中心广泛采纳，极大地提高了原发性肝癌肝移植术后的生存率。据统计，4 年总体生存率和无复发生存率分别为 75%和 83%，与良性肝病行肝移植治疗的效果相似。随着肝移植的技术和理论研究的飞速进展，出现了许多有争议的问题，比如：目前的标准是不是完全合理；是否可以放宽目前如此严格的标准等；肝功能 Child A 的患者是否应该接受肝移植。至于原发性肝癌实行肝移植手术的远期疗效，总的来说尚不理想，主要问题还是肝癌复发。

近年来，有经腹腔镜切除位于边缘部位的微小和小肝癌的报告，其实际疗效有待进一步的观察。

2.肝动脉化疗栓塞治疗（TACE）

对肝癌有很好疗效，可明显提高患者的 3 年生存率，已成为肝癌非手术疗法中的首选方法。肝动脉化疗栓塞治疗的步骤是经皮穿刺股动脉，在 X 线导引下将导管插至肝固有动脉或其分支注射抗肿瘤药物和栓塞剂，常用栓塞剂有碘化油和颗粒明胶海绵。碘化油能栓塞 0.05mm 口径血管，甚至可以填塞肝血窦，发挥持久地阻断血流的作用。现在多种抗肿瘤药物和碘化油混合后注入肝动脉，发挥持久的抗肿瘤作用，若能成功超选择进行亚肝段和亚亚肝段栓塞可提高疗效，一般每 6～8 周重复一次肝动脉化疗栓塞治疗，可以使肝癌明显缩小，再进行手术切除。

3.放射治疗

原发性肝癌对放射治疗不甚敏感，而邻近肝的器官却易受放射损伤，因此过去的治疗效果不很满意。近年由于定位方法和放射能源的改进，疗效有所提高。常用放射能源为 ^{60}Co 和直线加速器，定位技术上有局部小野放疗、适形放疗或立体放疗，照射方式有超分割放疗、移动条野照射等，目的是使照射能量高度集中，对肿瘤组织的杀伤作用加强，尽量减少周围组织的损伤。一些病灶较为局限且肝功能较好的病例如能耐受 ^{40}Gy（4000rad）以上的放射剂量，疗效可显著提高。目前趋向于手术、介入治疗、放疗等联合，如同时结合中药或生物免疫等治疗，效果更好。国内外正使用动脉内注射 Y^{90}微球、^{131}I－碘化油和放射性核素标记的单克隆抗体或其他导向物质作导向内放射治疗，有时可使肿瘤缩小，而获得手术切除的机会。

4.局部治疗

多在超声引导下进行。经皮穿刺乙醇注射疗法（PEI）是用无水乙醇直接注射到肿瘤中，使癌细胞脱水和变性，肿瘤血管凝固栓塞而产生效果，对较小的肝癌可能有根治效果。其他尚有射频消融（RFA）、氩氦刀、微波凝固、激光、高功率超声聚焦（PM-CT）、电化学疗法（ECT）等，以上均为通过物理方法局部高温或低温冷冻能使肿瘤组织凝固坏死达到杀伤肿瘤细胞的目的。

5.全身化疗

原则上不做全身化疗，仅选择性用于有肝外转移者和肝内严重播散者。报道各种单药化疗或联合化疗中，顺铂（DDP）、多柔比星、干扰素和5-FU等药物联合用药（PIAF方案），有反应率最高（26%），中位生存期为9个月。近年新药如去氧氟尿苷、卡培他滨为5-FU的前体，可经肿瘤内酶的转化作用而转化为5-FU，大大提高了肿瘤内的5-FU浓度。此外尚有选择VP-16等用于肝癌的报道。

6.生物和免疫治疗

在手术切除或化疗、放疗杀灭大量癌细胞后，应用生物和免疫治疗可起巩固和增强疗效的作用。免疫治疗常用的有卡介苗、自体或异体瘤苗、免疫核糖核酸、转移因子、左旋咪唑、胸腺素、干扰素、肿瘤坏死因子（TNF）、白细胞介素2（IL-2）等，可与化疗等联合运用。国内外还应用淋巴因子激活的杀伤细胞（LAK）和肿瘤浸润的淋巴细胞（TIL）等免疫活性细胞进行过免疫治疗。其他如抗肿瘤血管等生物治疗方法正在探索中，不少已进入临床试验阶段。

7.中医治疗

多采用辨证施治、攻补兼施的方法，原则为活血化瘀、软坚散结、清热解毒等。中药与化疗、放疗合用时，以扶正、健脾、滋阴为主，可改善症状，调节机体免疫功能，减少不良反应，以提高疗效。

8.综合治疗

肝癌治疗方法很多，肿瘤生物学特性及不同患者个体差异较大，治疗过程中绝非单一的治疗法可贯彻始终，必须合理选择一种或多种治疗方法的联合或序贯应用。对近来一些临床试验采用不同的多模式综合治疗手段表明，对进展期肝癌效果优于单一方法治疗：①联合 TACE 和局部放疗，明显好于单纯 TACE。②化放疗（CCR-T）治疗进展期肝癌合并 PVT，单纯局部放疗疗效有限，放疗同时化疗在部分患者可获得非常理想的疗效。③CCRT 联合反复肝动脉灌注化疗（HAIC）治疗肝癌合并门静脉和（或）下腔静脉癌栓，可进一步延长患者生存时间。④联合应用 IFN-α、5-FU 经肝固有动脉灌注治疗不能切除的肝癌合并门静脉主要分支癌栓，其有效率达 44%（包括 22% 的完全缓解）。

（四）预后评价

30 多年来由于概念的更新，诊断和治疗方法的进步，本病患者得到早期诊断早期治疗逐渐增多，早期肝癌的根治切除率和术后 5 年生存率明显提高。近年无症状、直径小于 4.5cm 小肝癌切除后的 5 年生存率已高达 69.4%。

下述各点有助于预后的估计：①瘤体直径小于 5cm，能早期手术者则预后好。②癌肿包膜完整，尚无癌栓形成者预后好。③机体免疫状态良好者预后好。④合并肝硬化或有肝外转移者预后差。⑤发生消化道出血、肝癌破裂者预后很差。⑥ALT 显著升高者预后差。

二、继发性肝癌

（一）概述

继发性肝癌又称转移性肝癌。在欧美，转移性肝肿瘤大约为原发性肝肿瘤的 20 倍。我国由于原发性肝癌高发，故转移性肝癌发生比例相对较低，但仍较常见。许多脏器的恶性癌肿可以转移到肝脏，以腹内脏器癌肿如胃癌、结、直肠癌、胰腺癌、卵巢癌等为主，乳腺癌、肺癌等也可以转移到肝脏。

手术切除是唯一可能的根治方法，但是只有约 25% 的肝脏转移癌患者可以适用此类手术。本病如能早期发现并有选择地采取手术切除或姑息性外科治疗后的二步切除，仍有治愈可能；其他治疗亦可能延长生存期。其中对结、直肠癌肝转移的治疗日益受到重视，其治疗也变得更为积极。人们已经对乳房、神经内分泌肿瘤和恶性黑色素瘤的转移灶进行了成功的根治性手术，但此类手术的指征是非常严格的。

（二）诊断思路

1.病史及查体要点

初诊时，以肝外原发性癌肿所引起的症状为主，大多数患者没有临床症状，只是在术前、术中或恶性肿瘤术后随诊中被发现。与早期原发性肝癌类似，早期诊断困难。但是转移性肝癌病程发展相对缓慢，症状相对轻。在晚期患者，会出现乏力、食欲减退、体重下降、钝痛、上腹部胀满感或者明显的胀气、腹水、黄疸、发热、上腹部包块等；如果原发肿瘤为类癌，肝脏转移灶产生的5-羟色胺因为未经肝脏降解而直接释放到体循环中，将会导致类癌综合征。

2.辅助检查

（1）影像学检查。

①超声检查：超声检查是普查、随访和筛选肝转移的首选方法。表现出多种影像特征：无回声、低回声、高回声、牛眼征、低回声区周围伴高回声圈、高低回声相结合。B超可显示肿瘤大小、形态、部位，诊断符合率可超过90%，能发现直径2cm以下的病灶。

②CT平扫及增强：CT检查是很好的术前影像学检查方法，可见多发性、圆形或类圆形低密度灶，中央可能有坏死。增强后边缘部分增强，病灶增强很少，明显低于周围肝组织；然而表浅的小病灶仍然会被术前漏诊，此时术中B超可以很好地发现这些小的肝脏转移病灶。

③磁共振显像（MRI）：MRI为一种非创伤性检查，能分辨直径＜1cm的病灶。T_1加权呈稍低信号，T_2加权上部分转移瘤中央呈高信号区，周围有稍低信号环。

④PET（正电子体层扫描术）：是最敏感的肝脏及肝脏外转移癌的诊断方法。对CEA升高而CT正常的患者行PET检查往往能发现病灶。它的工作原

理是代谢旺盛的肿瘤细胞对葡萄糖摄取增加，而葡萄糖类似物——氟脱氧葡萄糖被摄取后不能被瘤细胞利用，因而在瘤体里形成聚集。把这种葡萄糖类似物标记上放射性核素制成显像剂后注射到人体，通过核素扫描成像判断肿瘤的情况。PET 还可以用来判断肿瘤原发部位是否有复发，从而判断是否能行转移性肿瘤切除术。已经有报道称通过这种方法可以提高手术切除率和短期生存率。

（2）实验室化验检查。

①血常规检查：可有血红蛋白降低。

②肝脏酶谱：晚期患者可有血清碱性磷酸酶（ALP）、γ-谷氨酰转肽酶（γ-GT）、乳酸脱氢酶（LDH）、5'-核苷酸酶、胆红素等的升高，但对肝脏转移性肿瘤的诊断都缺乏特异性和敏感性。

③肿瘤标记物测定：血清 AFP 可以用来排除原发性肝癌。大肠癌的患者，CEA 作为最敏感的血液指标，可以早期发现肝转移病灶。如果超过 5 μg/mL，则需立即行上腹部 CT 检查，或者更准确的 PET、检查。CA19-9、CA125 等检测亦可协助诊断。

3.诊断标准

继发性肝癌可在腹部恶性肿瘤术前或术中发现；亦可在原发癌术后随访时发现；而大多则在原发癌术后一段时间因出现肝转移症状或证据而发现；少数则以肝转移癌为首发症状就医，其中部分原发病灶难以找到。鉴于继发性肝癌如肿瘤仅累及肝脏，则早期诊断早期治疗常可延长患者生存甚至达到根治，为此必须强调在亚临床期发现此症。虽然不像原发性肝癌可通过 AFP 的监测发现，但如注意下列几点，仍不难发现亚临床期继发性肝癌：①对容易发生继发性肝癌的各种原发癌根治性切除术后，应定期（每3～6 个月）在随访检查中行肝脏超声检查。②对消化道癌症根治术后随访时检查癌胚抗原（CEA）。③对可能发生肝转移的恶性肿瘤根治术后出现不能以原发癌解释的症状，如不明原因的低热、上腹胀痛不适、腹泻、右肩痛等，应做肝超声检查。中晚期患者出现消瘦、乏力、肝痛、腹胀、黄疸、腹水、恶病质等临床表现，结合辅助检查手段可以诊断。

（1）大体分型。转移性肝癌多数为结节型，大小不一，数目不等。少数为单个结节，大多数呈多发性或弥漫性病灶散布在肝脏一叶或半肝乃至全肝。结节外观呈灰白、质硬，与周围正常肝组织之间界限明显，癌结节的中央出现坏死而呈脐样凹陷。病理组织形态大多数与原发病灶相似，多数为腺癌。

（2）转移和扩散。肝外脏器恶性肿瘤可通过门静脉（消化道及盆腔的恶性肿瘤经此途径，占35%～50%）、肝动脉（肺癌、乳腺癌、肾癌、黑色素瘤、鼻咽癌等经此途径）、淋巴管（胆囊癌可经胆囊窝淋巴结或肝门淋巴结向肝内转移）和直接浸润（如胃癌、胆囊癌等）等途径转移至肝。

4.鉴别诊断

如怀疑为转移性肝癌，应积极寻找原发病灶。需要注意与以下疾病相鉴别。

（1）原发性肝癌。原发性肝癌一般有肝炎、肝硬化病史，病情发展快，AFP检测一般为阳性。

（2）肝硬化。多有肝炎病史，且病程较长，有肝硬化的表现，如脾肿大、食管胃底静脉曲张、蜘蛛痣、肝掌等。

（3）肝脓肿。多有胆道或肠道感染病史，有寒战、高热、肝区叩痛等表现。B超检查为液性暗区，肝穿刺吸出脓液常能最后确诊。

（4）肝脏良性肿瘤。如肝海绵状血管瘤、肝腺瘤等，借助B超、CT、肝血管扫描以及肝动脉造影可以鉴别。

（5）肝包虫病。多见于牧区，有牛、羊、犬等接触史，B超检查为液性暗区、AFP为阴性均有助于鉴别。

（三）治疗措施

如原发病灶可切除或已切除，而继发性肝癌单个或局限于半肝、除肝脏癌灶外体内无其他转移灶、肿瘤位置估计技术上可能切除，而且患者情况估计能耐受切除手术，则可以与原发病灶同时切除或二期手术切除。对不适于手术切除者，根据患者具体情况，可进行姑息性治疗。方法有肝动脉结扎和（或）插管和（或）肝动脉栓塞治疗，如肿瘤局限于半肝者宜做患侧肝动脉插管、结扎，栓塞，累及全肝者可考虑肝固有动脉插管、结扎，但合并栓塞者宜慎重。栓塞剂常用碘油加化疗药物，亦有加用明胶海绵片者。单侧肝动脉结扎合并其远段碘油和明胶海绵栓塞，常可达到相当明显的肿瘤坏死，但动脉所供应的肝组织亦将受害。术中还可以行无水乙醇注射、射频、微波治疗等。有黄疸、腹水者通常为剖腹探查的禁忌。还可以经股动脉做超选择性插管至肝动脉，注入栓塞剂和抗癌药行局部化疗。化疗药物的选用应根据原发癌而定，对来自大肠癌的肝转移，以 5-Fu 及其衍生物为首选，其余可酌情选顺氯铵铂、MTX、多柔比星、丝裂霉素。另外还有中医、中药治疗、放射治疗（如原发癌对放射敏感）、肝移植等。约 1/20 的继发性肝癌可获切除，消化道癌手术时 10%～30%有肝转移，其中约 1/4 为单个结节或局限于一叶而可能切除。

（四）预后

继发性肝癌预后恶劣，与肝转移范围及可切除陛、肿瘤组织学分级、肝功能状况、原发癌类型和是否同时转移有关。肝转移癌切除术后预后主要与原发癌的生物学特性、肝脏受累程度、肝切缘癌细胞阴性有关。同时远期转移要优于同期转移。在原发癌根治术后随访中亚临床期发现小转移癌并做手术切除是获得较好预后的途径。

第四节　胆囊结石

一、概述

胆囊结石是指原发于胆囊内的结石，其病变程度有轻有重，有的可无临床症状，即所谓的无症状胆囊结石或安静的胆囊结石；有的可以引起胆绞痛或胆囊内、外的各种并发症。

从发病率来看，胆囊结石的发病在 20 岁以上便逐渐增高，45 岁左右达到高峰，女性多于男性，男女发病率之比为 1：（1.9～3）。儿童少见，但近年来发病年龄有儿童化的趋势。

胆囊结石的成因迄今未完全明确，可能为综合因素引起。①代谢因素：

正常胆囊胆汁中胆盐、磷脂酰胆碱、胆固醇按一定比例共存于稳定的胶态离子团中，当胆固醇于胆盐之比低于 1：13 时，胆固醇沉淀析出，聚合成较大结石。②胆道感染：从胆结石核心中已培养出伤寒杆菌、链球菌、魏氏芽孢杆菌、放线菌等，可见细菌感染在胆结石形成中有着重要作用，细菌感染除引起胆囊炎外，其菌落、脱落上皮细胞等均可成为结石的核心，胆囊内炎性渗出物的蛋白成分也可成为结石的支架。③其他：胆囊管异常造成胆汁淤滞、胆汁 pH 过低、维生素 A 缺乏等，也都可能是结石的成因之一。

二、诊断思路

（一）病史要点

（1）诱因有饱餐、进油腻食物等病史。

（2）右上腹阵发性绞痛。常是临床上诊断胆石病的依据，但症状可能不典型，不容易与其他原因引起的痉挛性疼痛鉴别，亦不易区别症状是来自胆囊还是胆管。

（3）胃肠道症状。恶性、呕吐、食后上腹饱胀、压迫感。

（4）发热。患者常有轻度发热，无畏寒，如出现高热，则表明已经有明显炎症。

（二）查体要点

右上腹有不同程度的压痛及反跳痛，Murphy 征可呈阳性。如合并有胆囊穿孔或坏死，则有急性腹膜炎症状。

（三）辅助检查

（1）血常规。白细胞和中性粒细胞轻度升高或正常。

（2）B超检查。是第一线的检查手段，结果准确可靠，达 95% 以上。

（四）诊断标准

上述病史（1）（2）项辅以查体以及 B 超检查多能确诊。

（五）鉴别诊断

胆囊炎胆石症急性发作期症状与体征易与胃十二指肠溃疡穿孔、急性阑尾炎（尤其高位阑尾）、急性腹膜炎、胆道蛔虫病、右肾结石、心绞痛等相混淆，注意鉴别，辅以适当检查，多能区分。

三、治疗措施

（1）一般治疗：卧床休息、禁食或饮食控制，忌油腻食物。

（2）药物治疗：鹅去氧胆酸、熊去氧胆酸有一定疗效。

（3）手术治疗：胆囊切除术是胆囊结石患者的首选治疗方法。腹腔镜胆囊切除术以最小的创伤切除了胆囊，而且没有违背传统的外科原则，符合现代外科发展的方向，已取代传统的开腹手术成为治疗胆囊结石的"金标准"。

（4）并发症：胆漏、术中、术后出血、胆管损伤、胆总管残余结石、残余小胆囊。

第五节　急性胆囊炎

一、概述

据国外文献报道，急性胆囊炎以中年（40 岁）以上女性，特别是身体肥胖且曾多次怀孕者为多，男女之比为 1∶（3～4）。国内报告发病年龄较国外为低，男女之比为 1∶（1～2）。慢性胆囊炎多由急性胆囊炎反复发作形成。

（一）病因

（1）梗阻因素。由于胆囊结石、胆管结石，胆囊管过长、扭曲、狭窄、纤维化、螺旋瓣的部分梗阻、胆囊颈旁淋巴结肿大等因素造成胆囊管梗阻，使存留在胆囊内的胆汁滞留、浓缩，高浓度的胆盐可损伤胆囊黏膜，引起急性炎症，当胆囊内已有细菌感染存在时，胆囊黏膜的病理损害过程加重。

（2）感染因素。无论胆道有无梗阻因素，细菌都可能进入胆道。细菌可通过血液、淋巴或胆道而达胆囊。通过胆道达胆囊是急性胆囊炎时细菌感染的主要途径。急性胆囊炎时的细菌感染多为肠道菌属，如大肠杆菌、链球菌、梭状芽孢杆菌、产气杆菌、沙门杆菌、肺炎球菌、葡萄球菌，亦常合并有厌氧菌的感染。

（3）化学因素。胆囊管梗阻后，胆囊胆汁停滞，胆盐浓度增高，特别是去结合化的胆汁酸盐对组织的刺激性更大，如牛磺胆酸有显著的致炎作用，可引起明显的急性胆囊炎改变。严重创伤、烧伤休克、其他部位手术后的创伤性或手术后的非结石性急性胆囊炎的原因可能为此。另外的化学性因素是胰液的反流。当胰管与胆管有一共同通道时，胰液可反流入胆囊内，胰蛋白酶被激活，引起胆囊黏膜损害，甚至坏死、穿破。

（4）血管因素。严重创伤、大量出血、休克后，由于血管痉挛，血管内血流淤滞、血栓形成，可导致胆囊壁坏死，甚至穿破。

（二）病理

急性胆囊炎的病理改变视炎症的轻重程度而有甚大的差别。

（1）急性单纯性胆囊炎：由于存在胆囊管梗阻，胆囊内压力升高，胆囊黏膜充血水肿，胆囊内渗出增加，外观胆囊肿大，张力高，胆囊壁充血，稍增厚，有白细胞浸润。胆囊胆汁肉眼仍正常或稍混浊，细菌培养多为阴性。

（2）化脓性胆囊炎：胆囊管梗阻不能解除，胆囊内压力持续升高，胆囊显著增大，表面有脓性纤维素性渗出、沉积，胆囊黏膜形成小溃疡，胆囊内为脓性胆汁，或充满脓液形成胆囊蓄脓。

（3）坏疽性胆囊炎：胆囊胀大过甚，促使胆囊壁发生血运障碍，引起胆囊壁缺血坏疽。或胆囊内结石嵌顿在胆囊颈部，引起囊壁压迫坏死，最终导致胆囊穿孔。如果炎症发展迅速，穿孔前胆囊周围尚未形成粘连，胆囊穿孔引起弥漫性胆汁性腹膜炎。若穿孔前周围有紧密粘连，胆囊穿孔后可发生胆囊与十二指肠、胆总管或结肠之间的内瘘。

胆囊梗阻一旦解除，胆囊内容物得以排出，胆囊内压力降低，胆囊的急性炎症便迅速好转，部分黏膜修复，溃疡愈合，形成纤维瘢痕组织，呈现慢性胆囊炎的病理改变。反复多次的急性胆囊炎发作，胆囊壁纤维瘢痕化，肌纤维萎缩，胆囊黏膜脱落，胆囊萎缩，完全丧失其生理功能。

二、诊断思路

（一）病史要点

急性胆囊炎的主要症状为右上腹疼痛，常在进油腻食物之后，开始可为剧烈绞痛，可伴有恶心、呕吐、寒战、发热，过去多有类似的发病史。疼痛呈持续性，可放射至右肩或右腰背部。

急性结石性胆囊炎常表现为胆绞痛，疼痛剧烈，呈持续性常伴阵发性加剧。若发展至急性化脓性胆囊炎时，可出现寒战、高热，以至全身严重感染的症状。

（二）查体要点

右上腹胆囊区有明显的压痛和腹肌紧张，胆囊区深吸气时触痛反应，即Murphy 征阳性，部分患者可扪及肿大、紧张而有触痛的胆囊。由于反复发作，胆囊被大网膜包裹，在右上腹区可触及边界不清楚、活动不明显而有触疼的炎性团块。急性胆囊炎一般不发生黄疸，但有 10.6%～20%的患者由于胆囊急性炎症、水肿，波及肝外胆管而发生轻度黄疸。

（三）辅助检查

（1）常规检查。实验室血常规检查，白细胞计数及中性粒细胞明显增多。

白细胞计数一般在（10～15）×10⁹/L，但在急性化脓性或坏疽性胆囊炎时，白细胞计数可达 20×10⁹/L 以上。

白细胞的多少，通常与病变的程度平行，其计数在 20×10⁹/L 以上者，很可能胆囊已有化脓或坏死穿孔。

如前所述，10%～20%的急性胆囊炎患者可能出现轻度黄疸，血清胆红素一般在 51.3 μmol/L 以下；若血清胆红素超过 85.5 μmol/L（5 mg/dL）时，常提示胆总管结石或胆管炎并肝功能损害。如伴随着有 ALT 和 AST 升高，肝实质的损害无疑。血清碱性磷酸酶亦可升高。

（2）其他检查。超声波检查对急性胆囊炎的诊断具有很高的价值，可见胆囊肿大、胆囊壁增厚、胆囊内有一个或多个结石光团，伴有声影。由于超声检查操作简便、无创伤痛苦，又能及时得到结果，是一较好的辅助诊断技术。

X 线肝胆区平片在少数患者可显示不透光的结石阴影；由于胆囊管梗阻，静脉法胆道造影可以显示胆总管，但胆囊不显影。

（四）诊断标准

根据上述病史、查体、辅助检查即可诊断。

（五）鉴别诊断

急性胆囊炎患者大多有右上腹突发性疼痛，典型病例并有右肩部放射痛，右上腹触痛和腹肌紧张，白细胞计数增加，诊断一般不困难。超声显像对胆囊结石诊断的准确率可高达 90%～100%，是诊断急性胆囊炎最重要的手段。本病需与下列疾病鉴别。

（1）急性消化性溃疡穿孔。消化性溃疡穿孔所产生的腹痛较急性胆囊炎剧烈，为持续的刀割样痛，触痛范围不常局限于上腹，往往累及全腹，腹壁肌紧张常呈板样强直。X 线检查多可发现膈下有游离气体，更可确定诊断。仅有少数病例无典型的溃疡病史，穿孔小、症状不典型，有时仍可造成诊断困难。

（2）急性胰腺炎。腹痛较急性胆囊炎剧烈，偶伴有休克，腹痛部位在上腹部偏左侧，右上腹肌紧张不如胆囊炎明显，Murphy 征阴性。血清淀粉酶测定在诊断上有肯定的价值，但有时急性胆囊炎患者可以并发急性胰腺炎，两种情况同时存在时可使确诊发生困难，需加注意。

（3）急性阑尾炎。高位阑尾炎常误诊为急性胆囊炎，因两者的疼痛和腹壁压痛、腹肌紧张均可局限在右上腹。按压左下腹引起阑尾部位疼痛的 Rovsing 征有助于鉴别。而且急性胆囊炎多见于中年以上，过去有反复发作史，疼痛多为阵发性绞痛，向右肩背放射的感觉，偶可发生轻度黄疸，一般不难做出诊断。

此外，对传染性肝炎、右侧肺炎、右肾绞痛、右胸带状疱疹早期等，亦需注意鉴别。

三、治疗措施

急性胆囊炎的治疗包括非手术治疗和手术治疗。非手术治疗主要是禁食、使用广谱抗生素、解痉止痛、补液纠正体液及电解质平衡失调。

结石性急性胆囊炎，虽经非手术治疗病情可以好转，但胆囊内结石很难得以排出，下列情况可作为手术治疗的指征。

（1）反复发作的急性胆囊炎。此等患者在过去的发作中，曾经用非手术治疗得以治愈，由于反复发作，胆囊已呈慢性炎症改变，胆囊壁增厚，周围有粘连，胆囊功能可能已经丧失，虽再次采取保守治疗并可能奏效，但仍会再次发作，应视为早期手术的适应证。

（2）初次发作的急性胆囊炎。在非手术治疗 24～48 小时后，如情况尚无好转，胆囊逐渐肿大，局部触痛和腹肌紧张加重，且伴有寒战、发热、白细胞计数在 20×10^9/L 以上，应考虑及时手术治疗，以免发生胆囊坏死或穿孔等严重并发症。

（3）病情严重。患者来治时已发病多日，局部体征严重，可触及肿大胆囊伴压痛明显，或腹壁肌紧张明显，伴有高热、黄疸，有胆囊积脓或胆道感染现象，或并发急性胰腺炎者也应考虑手术治疗，以免延误治疗时机，造成不良后果。

急性胆囊炎的手术治疗以胆囊切除为有效的根治疗法。急性胆囊炎时早期手术操作并不困难，即使发病时间超过 72 小时，也不能视为手术治疗的禁忌证。发病在 72 小时以上，但腹部体征明显，全身毒血症表现极为严重，在适当的术前准备后手术仍可取得满意疗效。

第八章　腹部损伤

第一节　肝损伤

肝脏是腹腔内最大的实质性器官，位于右上腹的深部，有下胸壁和膈肌的保护。由于肝脏体积大、质地脆，一旦遭受暴力容易损伤，据统计肝脏损伤占腹部损伤的 15%～20%。肝脏损伤时可发生腹腔内出血或胆汁漏，引起出血性休克和（或）胆汁性腹膜炎，后果严重，严重肝外伤死亡率可高达 60% 以上，必须及时诊断和正确处理。

一、分类

肝损伤按致伤原因和损伤程度分为：

（1）闭合性损伤。这类损伤的特点是暴力直接作用的，体表并无伤口。可表现为：①真性损伤：也称完全性肝裂伤，肝包膜和实质均破裂。②包膜下裂伤：肝包膜完整，肝包膜下实质破裂，多伴有包膜下血肿。③中央型裂伤：肝实质表面和包膜正常，而深部的实质破裂。

（2）开放性损伤。这类损伤的特点是同时伴有胸腔或腹壁的开放性损伤。

二、分级

肝损伤多采用 1994 年美国创伤外科学会分级法。

国内黄志强将肝损伤分为：Ⅰ级，肝实质裂伤深度＜3 cm；Ⅱ级，伤及肝动脉、门静脉、肝胆管的 2～3 级分支；Ⅲ级或中央区伤，伤及肝动脉、门静脉、肝总管或其一级分支合并伤。

三、诊断

（一）诊断要点

（1）诊断性腹腔穿刺价值很大，但出血量少时可能有假阴性结果，故一次穿刺阴性不能除外内脏损伤。必要时在不同部位、不同时间做多次穿刺，或做腹腔诊断性灌洗以帮助诊断。

（2）B 超、CT 和 MRI 检查可清楚地显示肝脏的形态和解剖情况，对诊断肝实质或包膜下裂伤，准确性高。因此，B 超、CT 和 MRI 检查只有在病情许可情况下可选用，不宜用于血流动力学不稳的患者。

（3）定时测定红细胞、血红蛋白和血细胞比容观察其动态变化，如有进行性贫血表现，提示有内出血。血清 AST 值在损伤几小时后即可上升，ALT 的升高更有临床意义。

（4）不能被腹部以外的严重损伤转移注意力，而忽略腹部损伤的存在。

（二）临床表现

闭合性损伤（如肝脏仅为浅表裂伤时）出血量少，有些可以自行停止，其腹部体征较轻；而裂伤较深，有些呈不规则星状或甚至严重碎裂时，则表现为腹腔内出血及低血容量性休克，患者面色苍白、手足厥冷、出冷汗、脉搏细速，继而血压下降。血腹可出现轻度腹膜刺激征，如合并胆管断裂，胆汁外漏则有胆汁性腹膜炎体征，引起腹痛、腹肌紧张、压痛和反跳痛。有时胆汁刺激膈肌出现呃逆和肩部牵涉痛。肝组织坏死分解，可继发细菌感染形成腹腔脓肿。肝包膜下裂伤伴肝实质破裂出血积聚在包膜下形成血肿，大血肿可压迫使其周围的肝细胞坏死。血肿也可继发感染形成脓肿，张力高的血肿可使包膜溃破转为真性裂伤。中央型肝裂伤主要为肝实质深部破裂，而肝包膜及浅层肝实质仍完整。这种裂伤可在肝深部形成大血肿，症状表现也不典型。如同时有肝内胆管裂伤，血液流入胆道和十二指肠，表现为阵发性胆绞痛和上消化道出血，也可继发感染形成肝脓肿。

开放性、贯穿性损伤的严重性取决于肝脏受伤的部位和致伤物的穿透速度。伤及肝门大血管时，肝实质损害可不严重，但由于持续大量出血，仍有较高的死亡率。除损伤的种类及伤情外，合并多脏器损伤是影响肝外伤死亡率的重要因素。

四、治疗

对诊断明确的肝裂伤，传统的治疗原则是早期手术治疗。但自 20 世纪 90 年代以来，主张对循环稳定的闭合性肝损伤患者采用非手术治疗。即使发生肝脏脓肿、胆瘘和胆道出血等并发症，也可采用经皮穿刺或血管介入等方法治疗。非手术治疗的指征尚无统一标准，但一般认为应具备下列 3 项要求：①患者循环稳定，观察期间因肝损伤所需输血量少于 400～600 mL。②CT 检查确定肝损伤程度为 AAST 分级的 Ⅰ～Ⅲ级，经重复检查创伤稳定或好转。③未发现其他需要手术的情况（如胃肠损伤）。非手术治疗过程中如发现患者的腹膜炎体征加重，血压和血细胞比容下降，动态 CT 提示肝损伤加重、腹内积血增多，应立即中转手术。

肝外伤的手术处理原则是彻底止血、清除失去活力的碎裂肝组织和放置腹腔引流以防止继发感染。术前抗休克处理很重要，可以提高伤员对麻醉和手术的耐受性。有些严重肝外伤合并大血管破裂，出血量大，虽经积极快速大量输血仍未能使血压回升和稳定，此时应当机立断，在加紧抗休克治疗的同时进行剖腹，控制活动性出血，休克好转再做进一步下列手术处理。

（1）暂时控制出血。能否有效地控制出血直接影响肝外伤的死亡率。控制出血的方法有：①直接压迫肝损伤部位。②暂时阻断入肝血流。③肝周纱布填塞。严重肝外伤手术中常需要用 Pringle 手法来控制肝实质出血。常温下每次阻断肝门血管时间不宜超过 30 分钟，严重肝硬化患者不宜超过 15 分钟。若需控制更长时间，应分次进行。近 10 年随着损伤控制外科对严重创伤处理新概念的产生，肝周纱布填塞被重新作为治疗严重肝外伤的重要措施，其主要适应证是伴有凝血机制障碍而发生难以控制大出血的肝损伤患者。当手术条件有限需转院治疗的患者也可采用纱布填塞。若患者生理状态稳定，应于48～72小时内行二期手术取出纱布，若发生再出血需行确定性止血手术。

（2）肝脏清创缝合术。单纯缝合术适用于规则的线形肝裂伤。一般采用4-0号丝线穿大圆针作贯穿创底的"8"字形或褥式缝合。结扎时用力要轻巧柔和，以防缝线切割肝组织。针眼如有渗血，可用热盐水纱布压迫直至渗血完全停止。创面大而深的肝裂伤，应先清除失去活力的肝组织，将创面的血管或胆管断端一一结扎，缩入肝组织内的活动性出血点可作"8"字形缝扎止血。止血完成后，肝创面如合拢后在深部留有死腔者不宜简单对合，可敞开，用带蒂大网膜覆盖或将网膜嵌入以消除死腔再对合。

（3）肝动脉结扎术。如果创面有不易控制的动脉性出血，可考虑行肝动脉结扎术。结扎肝总动脉最安全，但疗效不确切。结扎伤侧肝动脉分支效果肯定，但手术后肝功能受一定影响。结扎肝固有动脉对术后肝功能影响大，应慎用。

（4）肝切除术。严重碎裂性肝损伤的出血常难以控制，可作肝切除术清除无活力的肝组织以彻底止血。根据具体情况采用止血带、肝钳或手捏法控制出血，切除无活力的肝组织，分别结扎切面上的血管和胆管，用带蒂大网膜或邻近韧带覆盖肝切面，最后放置引流。规则性肝切除术治疗肝外伤时并发症及死亡率均很高，已很少采用。

（5）近肝静脉损伤的处理。肝后下腔静脉和主肝静脉损伤是肝外伤最危险、处理最困难的合并伤。一般出血量大并有空气栓塞的危险，但不易诊断，且直接缝合止血极为困难。在完成上述处理后仍有较大量的出血时，应考虑下腔静脉或肝静脉损伤的可能。手术可按下列程序进行：用纱布垫填压裂伤处以控制出血，向右第7、8肋间延长切口，翻起肝脏并显露第二肝门，行全肝血流阻断，在直视下修补破裂的肝静脉干或下腔静脉，恢复被阻断的血流。肝移植时常用的体外静脉-静脉转流技术值得尝试。肝周纱布填塞也是处理近肝静脉损伤的有效方法。

不论采用以上何种手术方式，外伤性肝损伤手术后，在创面或肝周应留置双套管负压吸引以引流渗出的血液和胆汁，术后还需积极保肝治疗。

五、术后并发症的处理

肝外伤术后最常见的并发症为感染，其次为胆痿、继发性出血和急性肝肾功能衰竭。对于肝脓肿、膈下脓肿可采用 B 超或 CT 引导下经皮穿刺引流，多可提供满意的引流而不必二次开腹手术。对于肝外伤术后胆道出血，选择性肝动脉栓塞术也可取得满意疗效。只有在脓肿不断扩大或出血量大时，需再次手术止血，并改善引流。急性肝肾肺功能障碍是极为严重而又难处理的并发症，预后不佳。多继发于严重复合性肝损伤、大量失血后长时间休克、阻断向肝血流时间过长、严重腹腔感染等。因此，及时纠正休克、注意阻断向肝血流时间、正确处理肝创面、放置有效的腹腔引流、预防感染是防止多器官衰竭的重要措施，也是目前对多器官衰竭最好的治疗。

第二节　脾破裂

根据病因脾破裂分为外伤性破裂和自发性破裂。全脾切除术治疗脾损伤已有近 200 年的历史，而且效果较好，使脾损伤的死亡率由 90%～100%降低至 5%左右。但随着对脾脏功能的深入研究，人们认识到具有脾脏参与并调节血液、免疫、内分泌系统的功能，因此 20 多年来发展了多种保脾手术及非手术治疗脾损伤，从而避免或减少了因无脾而带来的不良后果，特别是脾切除术后可能发生的凶险性感染。

一、诊断

脾破裂的临床表现以内出血及血液对腹膜引起的刺激为主要特征，并常与出血量和出血速度密切相关。出血量大而速度快的很快就出现低血容量性休克，伤情十分危急；出血量少而慢者症状轻微，除左上腹轻度疼痛外无其他明显症状，不易诊断。随时间的推移，出血量越来越多，才出现休克前期的表现，继而发生休克。由于血液对腹膜的刺激而有腹痛，初起在左上腹，慢慢涉及全腹，但仍以左上腹最为明显，同时有腹部压痛、反跳痛和腹肌紧张。有时因血液刺激左侧膈肌而有左肩牵涉痛，深呼吸时这种牵涉痛加重，此即 Kehr 征。

诊断主要依赖于：①损伤病史。②临床有内出血的表现。③腹腔诊断性穿刺抽得不凝固血液。④实验室检查发现红细胞、血红蛋白和血细胞比容进行性降低。脾包膜下裂伤伴包膜下血肿的病例，临床表现不典型，腹腔穿刺阴性，诊断一时难以确定。近年对诊断有困难者，可采用 B 超、CT、MRI、腹腔镜等帮助以明确诊断。

外伤性脾破裂的分级方法有 Gall 提出的 4 级（1986 年）、Buntain 提出的 4 型（1988 年）、美国创伤外科学会（AAST）提出的 5 级（1994 年）等分级方法。目前采用的是 AAST 分级法和 Federle 等的 CT 估计腹腔内出血方法。CT 图像上可以分辨出 7 个腹腔间隙（右膈下、右肝下、左膈下、左结肠旁、右结肠旁、膀胱周围及肠系膜内），每个间隙的容量至少 125 mL。利用 CT 扫描图像对腹内出血进行定量：①少量：1～2 个间隙（<250 mL）。②中等量：3～4 个间隙（250～500 mL）。③大量：>4 个间隙（>500 mL）。我国采用第六届全国脾脏外科学术的"脾脏损伤程度分级"：Ⅰ级：脾被膜下破裂或被膜及实质轻度损伤，手术所见脾裂伤长度≤5.0 cm，深度≤1.0 cm；Ⅱ级：脾裂伤总长度>5.0 cm，深度>1.0 cm，但脾门未累及，或仅脾段血管受损；Ⅲ级：脾破裂伤及脾门部或脾脏部分离断，或脾叶血管受损；Ⅳ级：脾广泛破裂，或脾蒂、脾动静脉主干受损。

二、治疗

根据上述"脾脏损伤程度分级"相应的治疗方案为：Ⅰ级，非手术治疗，黏合凝固止血，缝合修补术；Ⅱ级，缝合修补术，脾部分切除术，破裂捆扎术，脾动脉结扎；Ⅲ级，脾部分切除术，脾动脉结扎；Ⅳ级，全脾切除+自体脾组织移植。

下列手术方式可根据损伤的具体情况选用：①脾修补术：适用于脾包膜裂伤或线形脾实质裂伤。轻微的损伤可用黏合剂止血，如效果不满意者采用修补术。手术的关键步骤是先充分游离脾脏，使之能提出至切口外，用无损伤血管钳或手指控制脾蒂血流，缝扎活动性出血点再缝合修补裂口。修补后的针眼渗血可用热盐水纱布压迫或敷以止血剂直至出血完全停止。②部分脾切除术：适用于单纯修补难以止血或受损的脾组织已失去活力，部分脾切除后有半数以上的脾实质能保留者。手术应在充分游离脾脏、控制脾蒂的情况下进行，切除所有失去活力的脾组织，分别结扎或缝扎各出血点，切面渗血用止血剂贴敷及热盐水纱布压迫直至完全停止，最后用带蒂大网膜覆盖。③全脾切除术：适用于脾脏严重破碎或脾蒂断裂而不适于修补或部分脾切除者。适当的手术前准备对抢救伴休克的伤员有重要意义。输入适量的全血或液体可提高伤员对麻醉和手术的耐受性。若经快速输入 600～800 mL 血液，血压和脉搏仍无改善者，提示仍有继续活动性出血，需在加压快速输血的同时紧急剖腹控制脾蒂。控制活动性出血后，血压和脉搏就能很快改善，为进一步手术处理创造了条件。在血源困难的情况下，可收集腹腔内积血，经过滤后回输补充血容量。

随着腹腔镜和导管介入诊断治疗技术的不断发展，对脾损伤的诊治已开辟了新的途径。但腹腔镜和导管介入治疗对于大血管破裂、血流动力学不稳定者不宜采用，必须严格选择病例。

脾损伤后具有自行止血的功能，有极好的愈合能力。即使有出血，脾脏损伤大多与脾轴呈垂直的段间破裂，因此损伤脾门的大血管较少见，即大多不与段间血管相连，短时间内即可自行停止。这些特点为脾损伤行非手术治疗提供了理论依据，临床上大量非手术治疗脾损伤的成功也证实了这一点。非手术治疗的适应证：①单纯性脾破裂。②年龄＜50 岁。③非开放性损伤。④伤后血流动力学稳定。⑤临床症状逐渐好转。具体措施：绝对卧床休息、严密的 ICU 监护、禁食、液体治疗、使用止血药物、预防性应用抗生素及 CT 或超声随诊等。治疗失败多发生在 96 小时以内，但出现在 6～20 天者亦非罕见。失败的原因可为延迟出血、继发感染等。在观察期间发现以下情况之一者，宜中转手术：①腹痛及局部腹膜刺激征持续加重。②24 小时内输血量＞4 U 而生命体征仍不稳定。③血细胞比容持续下降而通过输血仍不能得到迅速纠正。④通过观察不能排除腹内其他脏器损伤。

第三节　肝外胆管损伤

肝外胆管损伤较常见，可导致胆瘘、胆汁性腹膜炎或梗阻性黄疸，后期则出现胆管狭窄、胆管炎、肝内胆管结石、胆汁性肝硬化、门脉高压症等，严重影响患者的生活质量。胆管损伤的后果严重，预防非常重要。

肝外胆管损伤以医源性为多见，尤以胆囊切除术后为甚。在胃大部切除术中切断和关闭十二指肠时，胆道探查引流手术如果操作不当，亦可导致胆道损伤。ERCP、EST 均系有创性检查及治疗，如果经验不足，操作不当，均可造成胆管下端及十二指肠乳头部损伤。腹外伤引起的胆管损伤多数伴有大血管和邻近脏器的损伤。

一、诊断

胆管损伤的临床表现取决于损伤的程度、狭窄的严重性和有无胆外漏。胆管损伤主要表现是胆瘘和（或）梗阻性黄疸。若术后早期患者出现剧烈腹痛，查体有腹膜炎体征，应首先考虑胆汁性腹膜炎。在术后不久即出现逐渐加深的黄疸，伴随右上腹持续性疼痛和发热，诊断一般不难。术后早期出现逐渐加深的黄疸及胆瘘时，应回忆手术过程，并结合 B 超、CT 等检查，以了解近段胆管有无扩张，胆总管连续性是否中断，必要时可行 ERCP、MRCP 检查，可以确定诊断和明确阻塞部位，有利于术前制订手术方案。如有外瘘存在，可通过瘘口作造影，但常无法显示胆道全貌。术后胆瘘及梗阻性黄疸是胆管损伤的重要征象，一旦出现即应尊重事实、不存侥幸心理，力争做到早期发现、早期诊断、适时处理，尽量减少胆道梗阻和胆汁性腹膜炎可能造成的诸多问题。

二、治疗

（一）治疗原则

由于肝外胆管损伤后胆管系统的完整性和通畅性受到破坏，及时恢复胆管系统的完整性和通畅性是阻断后续病理改变的关键。诊断明确后常须立即手术，主要目的是建立通畅的引流，其次才是胆道修复。

（二）胆管损伤的术中即时处理

此时局部解剖比较清晰，组织污染及炎症反应较轻，重建后的愈合过程相对简单，后期狭窄率较低。对胆管单纯结扎或夹闭者，在去除结扎线或钛夹后，酌情行胆道探查、T形管引流。有胆道破损者须直接缝合修补，或利用自身胃壁、肠壁或圆韧带等组织缝合修复，并放置T形管引流。胆管已被横断时，直接或适当修整后行胆管对端吻合，在吻合口的上或下方正常胆管处戳口引出T形管直臂，切忌将T形管直接置于吻合口处。胆道损伤范围较大、位置较高或胆管缺失较多，无法直接修复或对端吻合时，施行胆肠吻合。成功修复应遵循的原则：①胆管与胆管或胆管与肠管的黏膜对黏膜吻合。②吻合口应足够大且无张力。③胆管壁不宜过多游离。④吻合口放置T形管引流与支撑。⑤右肝下引流防止感染。对胰段以下胆管穿孔者须充分游离胰头十二指肠，在缝合破损处组织后常规行胆管及腹腔引流。合并十二指肠穿孔者加做胃肠造口或将胃管置入十二指肠腔内，破损处缝合，凡疑有胆道梗阻者宜同时施行胆肠吻合术。

腹部创伤所致肝外胆管损伤的处理取决于伤情，如合并脏器的损伤、失血量、腹腔污染，以及医疗条件和技术力量。对损伤重、失血多的伤员应积极抗休克，同时迅速控制活动性出血，修复或切除损伤脏器。复杂的胆道损伤可先安置T形管引流，伤情稳定后再择期作胆道修复手术。

（三）医源性胆道损伤

胆总管裂伤应预先细心修除裂口边缘的无生机组织，在裂口近端或远端另作一小切口，安置大小适当的T形管，使一臂通过裂口作为内支撑，再用细线缝合修补裂口。如裂伤超过周径一半以上或胆管已完全断裂，应予修整，并在无张力的条件下用 5－0 尼龙丝或细丝线作对端吻合，并以与上面相同方法置人 T 形管作内支撑。T 形管保留时间一般不少于半年。倘吻合有张力，切忌勉强拉拢，低位裂口可与十二指肠吻合，高位裂口甚至位于左右肝管者可施行胆总管或肝管空肠 RouX－Y 吻合。胆管重建能否成功有赖于熟练的操作技术、精细的清创手术，吻合口黏膜的准确对合以及无张力性吻合。胆囊裂伤或胆囊管断裂的简便和可靠处理是胆囊切除术。术后妥善的引流，是避免腹腔感染的重要措施。

（四）内镜治疗

内镜治疗的适应证是胆瘘和胆管狭窄，而无血管并发症及严重胆管缺损、离断。ERCP 适用于肝门部以下胆管损伤，而 PTC 更适于肝门部以上胆管狭窄伴近端扩张和胆肠吻合术后患者，通过扩张或引流及放置支架等方法，达到减黄、促进胆道瘘口愈合目的，且可重复性操作，尤其适合年老体弱和伴有心肺肾等脏器功能障碍而不能耐受手术者。内镜治疗的确可以暂时缓解胆道梗阻和协助控制胆道感染，但目前尚不能列为确定性治疗措施。单纯依靠内镜置管治疗损伤性胆管狭窄，不仅可能贻误手术时机，还可能增加患者的痛苦和内镜所致相关并发症的机会。

（五）后期胆管的处理

胆管狭窄是导致胆道感染、胆管结石、甚至胆汁性肝硬化的根本原因，相关的临床情况不但相互影响，而且随时间的延长逐渐加重。手术治疗的原则是切除狭窄段的瘢痕，修复和重建胆道，建立通畅的胆流，争取在并发症出现以前最大限度地挽救肝功能。另外，术前准备和手术时机的选择也是相当重要的。何时及如何彻底解决胆管狭窄这一关键问题是临床治疗的焦点。手术方式包括：①保留奥狄括约肌的胆管修复术，如胆管直接整形修复手术、胆管对端吻合术、胆管缺损的补片修复术和胆管间置架桥修复术。②绕过奥狄括约肌的胆管重建，如胆管十二指肠吻合术、胆管空肠 Roux－en－Y 吻合术和间置空肠胆管十二指肠吻合术。

第四节　小肠及其系膜损伤

小肠及其系膜在腹腔内所占体积大、分布广，空肠和回肠均由小肠系膜固定于腹后壁，占据腹腔的大部。小肠缺乏坚强的保护，易受损伤，当外力作用于腹部时易造成小肠破裂，与腹腔实质脏器相比，小肠损伤具有隐匿性、多变性、危险性、易漏诊等特点，小肠损伤在战时居腹内脏器伤的首位。钝性伤由暴力将小肠挤压于腰椎体造成，经挤压肠管内容物急骤向上下移动，上至屈氏韧带，下到回盲瓣，形成高压闭袢性肠段。穿孔多在距小肠上、下端的 70 cm 范围内。偶因间接暴力（高处坠落、快速行进中突然骤停），由于惯性，肠管在腹腔内剧烈震动，肠管内气体和液体突然传导到某段肠袢，腔内压力骤增，致肠管破裂。少数因腹肌过度收缩或医源性原因所造成。

一、诊断

小肠损伤的临床表现取决于损伤的程度以及有无其他脏器伤。主要表现为腹膜炎，而休克和中毒现象可不明显。部分患者可表现为内出血，尤在系膜血管断裂可发生失血性休克。诊断性腹腔穿刺可见消化液或血性液体，诊断多无困难。腹部 X 线检查价值有限，仅少数病例可见膈下游离气体。部分小肠钝性损伤，早期（伤后 6 小时内）常无明显症状和体征，诊断困难，应严密观察，腹腔穿刺可提供有力证据。小肠穿透伤，可发生于小肠的任何肠段且常为多发性，应防止遗漏，要详细了解受伤史，重视全身情况的观察，全面而有重点的体检，多点诊断性腹腔穿刺和必要的实验室检查。通过以上检查，如发现下列情况者，应考虑小肠损伤：①持续性腹痛伴恶心、呕吐等消化道症状。②明显腹膜刺激征。③有气腹表现，腹部出现移动性浊音。④直肠指检发现前壁有压痛或波动感。值得注意的是，有些伤者有其他较严重的合并伤，致使腹部损伤的表现可能被掩盖或忽略。

二、治疗

确诊后应立即手术。发现腹腔内出血，应首先探查实质性脏器及肠系膜血管，寻找出血病灶，酌情处理，然后探查肠管，从屈氏韧带开始逐段检查。位于系膜缘的小穿孔有时难以发现，小肠起始部、终末端、有粘连的肠段和进入疝囊的肠袢易受损伤，应特别注意。对穿孔处可先轻轻夹住，阻止肠内容物继续外溢，待完成全部小肠探查，再根据发现酌情处理。小肠损伤的处理取决于其程度及范围，创缘新鲜的穿孔或线形裂口可予缝合修补。有下列情况者行部分小肠切除吻合术：①小段肠管多处破裂者。②肠系膜损伤影响肠壁血供者。③肠壁缺损大、肠管大部分或完全断裂者。④破裂口较大或裂口边缘部肠壁组织挫伤严重致肠壁活力丧失者。⑤周围有严重的炎症，修补后不易愈合者。肠系膜挫裂伤，常导致严重出血或血肿形成。处理包括妥善止血，切除由此造成循环不良的肠段。修复系膜裂孔，防止内疝发生。偶有肠系膜动脉主干损伤，需行血管修补或吻合等重建术，应避免广泛小肠切除，酿成短肠综合征。系膜静脉侧支循环较丰富，较大静脉损伤结扎后一般虽不导致循环障碍，仍应审慎。妥善处理好小肠损伤后，应采用大量生理盐水彻底冲洗腹腔，对部分单发破裂、裂口小、腹腔感染轻无合并其他腹腔脏器伤的病例不放引流，对多处破裂、裂口大或合并有十二指肠、结肠、肝脾损伤的病例必须放置引流，以减少腹腔内感染及肠梗阻等并发症的发生。

小肠损伤的死亡率取决于手术是否及时以及有无合并脏器伤。据文献报道，伤后 12 小时内手术者，死亡率为 7.3%，伤后 12 小时后手术者，死亡率高达 27.3%。单纯性小肠损伤者死亡率在 5%以下，随着合并脏器伤的增加，死亡率急剧上升。

第五节　结肠、直肠损伤

结肠、直肠有独特的解剖结构和生理特点，结肠内的细菌超过 400 种，损伤后结肠内容物大量流入腹腔或腹膜后间隙，感染常成为致命威胁。结肠、直肠损伤早期即可能出现感染中毒症状，并对手术处理、术后治疗带来一定困难。结肠损伤发生率占腹部创伤的 10%～22%，多数为开放性穿透性损伤，平时常见为刺伤及医源性损伤。由于交通伤以及车辆撞击伤、摔伤、打击伤、压伤的增加，近年来闭合性钝性结肠损伤发病率迅速升高。随着外科技术的进步和抗生素的不断涌现，结肠、直肠损伤的死亡率和并发症显著降低。

一、诊断

结肠、直肠损伤的临床表现往往与损伤的部位、程度、伤后时间、致伤物不同以及有无合并伤等因素相关。钝性腹部伤所致结肠损伤约 25%并无腹痛症状，微小穿孔或迟发穿孔可出现症状和体征轻微—缓解—加重的特殊临床过程，而腹胀、体温升高、脉搏的变化则意味着感染的严重和持续。肛门出血是直肠损伤的重要表现。有骨盆骨折时，即使没有直肠出血，也应高度怀疑直肠损伤。钝性结肠损伤常有腹膜炎的表现和（或）休克。穿孔小，结肠内容物刺激性弱，扩散慢，尤其是腹膜后损伤，早期的症状局限或不明显。况且大多数损伤有合并伤，易被其他症状掩盖，难于诊断，因此结肠损伤误诊率仍高达 21%～37.5%。

典型的结肠、直肠闭合伤或穿透性结肠损伤诊断并无困难，通过病史采集、腹部查体、腹部 X 线检查发现膈下游离气体、实验室检查、腹腔穿刺、诊断性腹腔灌洗等，即可得到正确的诊断。腹膜外直肠损伤，肛门指诊可触及直肠破口，乙状结肠镜检查可提示较高的直肠损伤。如何在结肠损伤的早期，甚至在没有出现腹腔污染之前正确诊断，对临床医师是个挑战。超声诊断在合并出血时有一定诊断价值，CT 用于结肠损伤诊断报道极少。造影剂灌肠和纤维结肠镜检查可加重结肠、直肠损伤，早期应视为禁忌。腹腔镜检查阳性率较高，但对于间位部分损伤是个盲区。而腹部穿透性损伤多立即行剖腹术，术中不难发现结肠、直肠损伤。

二、治疗

结肠、直肠内容物污染腹腔的后果严重，术前需尽快静脉给予甲硝唑及头孢菌素类抗生素对抗厌氧菌和需氧革兰阴性杆菌。结肠、直肠损伤的治疗原则：①控制合并器官，尤其是大血管损伤。②对创口本身的恰当处理。③尽力减少粪便污染而引起切口及腹腔内严重感染的发生率。探查腹腔时首先控制致命的大出血，继之封闭结肠裂口，防止粪便继续溢出。然后仔细探查结、直肠，避免漏诊。如发现升结肠或降结肠前壁穿孔，还应探查后壁。若升、降结肠附近有腹膜后血肿，尤其伴有肾损伤以及腰背部穿透伤时，必须探查结肠"裸区"，包括弯曲部。由于结肠、直肠壁薄、血供差、愈合力弱、内容物含细菌多，损伤处理应根据损伤类型、部位、腹腔污染程度以及合并伤的严重性等选择。

一期手术是指行受损结肠肠段或腹膜返折以上直肠损伤的修补或切除后吻合，而不行修补肠段的外置或粪便转流。一期手术的指征：①伤后至手术时间在 8 小时以内。②年龄＜60 岁，血浆白蛋白＞35 g/L。③无严重的机体疾病及其他器官严重损伤。④无休克或休克得到纠正者或失血量不超过正常血容量的 20%。⑤肠内粪便少，腹腔没有严重的污染。⑥无肠系膜血管的严重损伤。⑦经过肠道准备的医源性损伤。⑧低速非爆炸性损伤或刀伤所致的小穿孔。以往对左半结肠的损伤，主张二期手术，但动物实验证明，损伤的部位对手术效果并无明显影响，现有的文献也表明这并不是一期手术的禁忌证。随着内镜技术的发展，对腹腔镜下修补的内镜检查、治疗所引起的结肠穿孔进行了相关研究并得出肯定结论。Yamamoto 应用腹腔镜对结肠镜检查所致的 10～50 mm 结肠穿孔进行修补，均获成功，且没有与操作有关的并发症发生。在少数情况，如吻合不满意可加作近端结肠造口，以保证吻合口愈合。

二期手术是在受损肠段修补或切除吻合的基础上行结肠修补原位外置术

或粪便转流术，术后视病情的具体变化择期行外置肠段回纳或造口关闭术。尽管该术式有需二次手术、造口护理及增加患者的经济和精神负担等缺点，但其优点也较突出：有利于吻合口不受肠腔粪便的污染而愈合，并且不至于因肠管坏死、肠内容物泄漏而引起严重的腹腔再次感染，杜绝了一期手术中有可能发生吻合口漏这一严重并发症的发生。二期手术适用于下列情况：①年龄＞60岁，营养状况较差或合并有严重的基础疾病。②受伤到手术时间8小时以上。③腹腔污染严重。④合并有腹腔内两个以上器官的严重损伤。⑤合并有其他部位的多脏器损伤或休克。

腹膜返折以下的直肠损伤：合并骨盆骨折和盆腔脏器的损伤，常需经腹会阴联合手术，开腹的目的在于探查腹腔并行转流性乙状结肠造口，并在损伤经肛门操作困难时可切开腹膜返折行病灶的显露、修补或切除吻合、清创、冲洗等。损伤的处理为直肠裂口一期缝合修补和（或）完全转流性乙状结肠造口，经尾骨旁入路或切除尾骨充分引流骶前间隙，并经造瘘口冲洗结肠远端，清除直肠内残留粪便以利裂口愈合。如损伤距肛门较近在6 cm之内，并且病变较轻，则可经肛门修补损伤，局部引流。如损伤部位无论经腹还是经会阴都难以显露，则不必强行直接修补，但必须行乙状结肠造口，并要求上下合作彻底清除溢出到直肠旁间隙的粪便，同时经打开的造口处反复冲洗直肠腔，彻底清除肠腔内的粪便，再行腹腔、盆腔及会阴部创口的冲洗，确保所有的腔隙中均不留污物，直肠后间隙放置适当引流，并保持通畅，放置时间适当延长。结合有效的抗感染措施，未经修补或修补不完全的直肠损伤多可自行愈合。

第九章　骨外科疾病

第一节　上颈椎骨折脱位

一、概述

颈 2 以上的颈椎部分属上颈段，包括枕颈关节。因该段不仅解剖关系特殊，临床症状复杂、多变及轻重不一，且损伤后的后送、院前处理、诊断与治疗亦有其特点，故一般均与下颈段损伤分述。

此段损伤在脊柱骨折后现场及院前死亡率中占首位，其中寰枕脱位及齿状突骨折各占 40%，而下颈椎仅占 10%左右。

二、枕颈（寰）关节损伤

（一）致伤机制

从解剖上看，枕颈关节呈水平状，易引起脱位，但其周围不仅有多条坚韧的韧带组织，且周围肌群亦甚发达，因此，在一般情况下，造成此处骨折脱位的机会并不多见。相反，下一椎节的寰—枢关节却极易引起损伤。但如果作用于头颅部的横向暴力来得突然而迅猛，以致这股剪应力集中至枕颈关节处时，则亦可引起这一对椭圆形关节的移位。以交通事故为多见。此种移位如超过寰椎椎管内缓冲间隙的最大限度，并对延髓形成压迫时，患者则立即死亡，如仅仅引起半脱位，尚未对延髓造成致命性压迫时，患者则有可能存活下来。当然院前的救治水平对其存活率具有关键作用。

（二）临床分型

完全脱位型：主要引起四肢瘫及生命中枢危象，且可伴有脑干损伤，多在受伤当时或短期内死亡。入院后死亡原因主要是呼吸及循环系统功能衰竭。伤后立即死亡者则系伤及脑干或延髓之故，可合并枕骨髁骨折。笔者曾先后遇到 5 例，存活最长者不超过 1 个月。

枕寰失稳型：即外伤仅仅引起部分韧带及肌群受损，此时主要表现为颈痛、活动受限、被迫体位及枕颈交界处压痛等。严重者可能有四肢电击感（当体位不正时出现）或突发性四肢瘫。此种类型亦可见于先天性颈椎融合病（Klippel-Feil syndrome）等因代偿作用而致应力增加所出现的枕颈不稳。

（三）诊断分析与鉴别诊断

病史：均有较明显的外伤史。

临床症状：主要为枕颈段局部的损伤症状，严重者则出现脊髓刺激症状与体征。

影像学检查：X 线平片；CT 或 MRI。

（四）治疗要领

头颅固定：一旦怀疑此种损伤，应立即采用最稳妥的办法将头颈部确实固定，其中以 Halo 颅骨牵引最为常用。

呼吸机应用：伴脊髓损伤者，多需立即用呼吸机控制呼吸，并对心脏、血压及全身状态进行监护。

脱水剂：用量稍大于一般颈髓损伤，持续时间亦不应少于 5 天，并注意胃肠道应激性溃疡等并发症。

其他疗法：包括酌情气管切开，预防褥疮、尿路感染及坠积性肺炎等。

后期病例：指伤后 3 个月以上者，如寰枕不稳，可行后路植骨融合术。

三、寰椎骨折

寰椎骨折又名 Jefferson 骨折（该氏 1920 年首次报道故以此命名）。寰椎骨环多呈爆裂状，临床上虽较少见，但如处理不当易发生意外，应注意。

（一）致伤机制

多系来自头顶部纵向挤压暴力所引起，除高处重物坠落引起外，高台跳水时头顶直接撞击池底为其另一多发原因，且后者易当场死亡。因此，患者多伴有脑外伤。因受伤时，垂直暴力通过枕骨髁向下传导，使两侧寰椎侧块呈分离状，因此其骨折线一般好发于结构薄弱的前后弓与侧块的衔接处，以致骨折块多向四周移位，致使该处椎管扩大，故少有神经症状者。由于致伤物先作用于头顶部，因而齿状突及其后方的寰椎横韧带亦易伴有损伤。如横韧带完全断裂，齿状突后移，压迫脊髓，可立即引起死亡或出现四肢瘫。

（二）分类

依据临床表现可分为不伴有颅脑损伤及脊髓神经症状的单纯型及伴有其他损伤的复杂型。寰椎骨折依据骨折部位和移位情况可分为：前弓骨折、后弓骨折、侧块单纯骨折、侧块粉碎骨折、骨环多处爆裂骨折（Jefferson）等。

（三）临床表现

疼痛：
（1）颈痛。较为局限，可通过枕大神经向后枕部放射，活动时加剧。
（2）压痛。于枕颈部均有明显的压痛，颈后肌群亦多呈痉挛状。
活动受限：因疼痛而使头颈部活动明显受限，尤以旋转动作为甚。
枕大神经症状：约半数病例可有枕大神经放射痛及沿该神经的压痛，此主要是由于局部外伤性反应及血肿压迫与刺激所致。
其他：除非伴有其他损伤，一般少有脊髓受压症状者，但常伴有颈椎不稳症状，患者喜双手托头。

（四）诊断分析

外伤史：除直接从外伤史中获取外，尚可从是否伴有颅脑损伤及头颈部有无皮肤挫裂伤或头部皮下血肿等推断。

临床特点：见前所述。

影像学检查：

（1）X 线平片。应包括正位、侧位及开口位，于侧位片上可显示寰椎前后径增宽，开口位亦可发现寰椎左右增宽，且寰椎与齿状突之距离双侧常呈不对称状。如双侧侧方移位总和超过 0.7 cm 者，则表示寰椎横韧带断裂，易引起意外，应注意。

（2）CT 检查。可清晰地显示骨折线的数量、走向及骨块移位等情况。

（3）MRI 检查。对骨折的观察不如前者清晰，主要用于伴有脊髓症状者，并有利于对寰椎横韧带断裂的判定。

（五）治疗要领

按以下两型选择相应治疗措施。

单纯型：指不伴有颅脑损伤及脊髓神经症状者，一般用 Glisson 带持续牵引 5～10 天，再以头-颈-胸石膏固定 10～12 周。

复杂型：

（1）伴有脊髓神经症状者。多需颅骨牵引，观察神经症状的恢复，注意保持呼吸道通畅，待病情稳定、神经症状基本消失后按前法治疗。

（2）伴有颅脑等其他损伤者。优先处理危及生命的损伤，但应注意对颈部的制动与固定。

（3）对手术疗法应慎重。此种损伤不应采取手术疗法，以防由于过多的搬动而引起或加重颈髓损伤。

四、单纯性寰枢椎脱位及伴有齿状突骨折的寰枢椎脱位

寰枢关节除周围具有坚强的韧带外，于寰椎中部尚有同样坚韧的寰椎横

韧带连接于两侧块之间，并将前方的齿状突紧紧包绕，起约束寰椎向前滑动的作用。在此状态下，如果横韧带断裂，则引起寰枢椎前脱位；如齿状突骨折，则视暴力的方向不同，既可能出现寰椎前脱位，亦可引起寰椎后脱位。现分述于后。

（一）单纯性寰枢椎脱位

1.致伤机制

（1）外伤型。凡作用于头颈后部的外力均有可能致寰椎横韧带断裂而引起寰椎向前滑出的前脱位，包括重手法推拿时用力过猛，其中以屈曲型损伤为多见。如其移位程度超过椎管的有效间隙时，则可造成高位颈髓损伤，严重者多死于现场或搬运途中。一般来说，横韧带断裂所引起寰椎脱位时的颈髓损伤，较齿状突骨折者为重，死亡率高。

（2）病理性亦非少见，尤其是儿童，主因咽后部慢性炎症造成局部肌肉、韧带及关节囊的水肿、松弛及局部骨质脱钙而引起横韧带的松动、撕脱，并逐渐引起寰椎向前脱位。因其发生过程缓慢，神经症状一般较轻。但如附加外伤因素，则易招致意外。此外侵及颈段的类风湿性关节炎患者，亦有20%左右病例可能出现此种后果。因齿状突畸形亦易引起寰枢脱位。在同样外伤情况下，其更易引起脱位。

临床表现：视移位程度及致伤机制不同，临床症状悬殊甚大，轻者毫无异常主诉，重者可造成完全性瘫痪，应注意观察及鉴别。

2.诊断分析

（1）外伤史及病史。如前所述，除头颈部外伤外，对儿童病例主要应了解咽喉部有无慢性炎症等病史。

（2）临床表现。如前所述。

（3）影像学检查。

3.治疗要领

（1）基本原则：

①按危重病例处理：无论是否伴有脊髓损伤，均按危重病人处理，包括各项急救措施的准备（气管切开包或急诊气管插管的技术及物品的准备、心

肺功能的监护等），同时向上级及家属申报病危通知。

②非手术疗法为主：由于该处椎管矢状径最大，脊髓仅占据矢径的 1/3，因此多数患者均可经牵引复位（或部分复位），需手术减压者相对为少。

③严格制动：因该处椎节多处于不稳状态，异常活动易引起颈髓受压，因此务必保持局部的稳定。

（2）非手术疗法。包括牵引与颈部制动、保持呼吸道通畅、脊髓脱水疗法、预防并发症及功能锻炼等。

（3）手术疗法。急性期施术应持慎重态度，主要是由于颈髓受压征在早期多可通过牵引等而获得矫正。在此处手术十分危险，不仅术中易引起意外，在搬运过程中稍有疏忽即可出现严重后果。

（二）伴齿状突骨折的寰枢椎前脱位

致伤机制：齿状突骨折在临床上并非罕见，因其上方有附着至枕骨大粗隆前缘的齿突尖韧带，两侧有附着于枕骨髁内侧缘的翼状韧带。此组韧带与寰椎横韧带的互相协调维持了枕颈及寰枢关节间的稳定与活动。但如果头颈向前极度屈曲或向后极度仰伸，或向左右剧烈旋转时，由于此组韧带高度紧张而可引起齿状突骨折，并随着暴力的惯性作用，以致继发寰枢关节脱位。其中以头颈向前屈曲所致的前脱位为多见，后脱位则相对为少，但随着高速公路的发展，这种损伤将日益增多。

齿状突骨折后，由于其与寰椎同时向前移位，使齿状突上端后缘至寰椎后弓前缘的距离仍保持原状，但下端处则减少，因此与后脱位相比对颈髓致压的机会相对为少，这是因寰椎内径较宽大，使脊髓有退让余地之故。

如齿状突发育不全，包括齿状突缺损、愈合不良及假关节形成等，则更易发生损伤。齿状突骨骺闭合时间一般是在 7～8 岁之间，在此之前亦易引起此种损伤（骨骺分离）。

合并脱位的齿状突骨折大多见于齿状突基底部，罕有在上方发生骨折者。

临床表现：与单纯性寰枢关节脱位基本相似，唯其脊髓神经受压发生率相对为低，且程度较轻。但如受力过猛，仍可造成颈髓完全性损伤而出现后果严重的四肢瘫痪，甚至引起呼吸肌麻痹而招致死亡。

诊断分析：

（1）外伤史。多为促使头颈突然前屈的暴力，包括来自头颈后方的打击、屈颈位自高处跌下及撞车时的突然前屈等。

（2）临床表现。如前所述。

（3）影像学检查。主要依据 X 线平片，包括正位、侧位及开口位。但在骨折情况下，难以获得理想的开口位片。CT 及 MRI 等亦可选用，主要用来对骨折类型、齿状突先天发育状态及脊髓受压情况的判定。

治疗要领：其基本原则、要求及具体实施与前者相似，亦应注意早期的急救措施，包括维持呼吸道通畅等。

（三）伴齿状突骨折的寰枢椎后脱位

致伤机制：其发生机制与前者相反，是属于颈椎过伸性损伤的一种。将随着交通工具的高速化，以至因猛刹车或撞车所造成者日渐增多。但与前者相比，其发生率仍明显为少。由于齿状突骨折后向后移位，以致脊髓后方的有效间隙明显减少，而使其与相邻的颈髓神经易遭受挤压损伤，因此死亡率及四肢瘫痪率较高。

临床表现：与前者颈部疼痛、压痛及活动受限等症状及体征基本相似，但患者头颈体位与前者相反，呈仰面状外观。

诊断分析：

（1）外伤史。除从病史中追问外，亦可从额、面及颊部皮肤损伤情况推断。

（2）临床表现。与前者基本相似。

（3）影像学检查。主要依据 X 线平片、CT 及 MRI 检查。

治疗要领：与单纯性寰椎脱位之治疗要求一致。对骨折脱位应先试以非手术疗法，少数闭合复位失败者，可行开放复位及寰枢椎内固定术，但在技术操作上较为困难，必要时可行枕颈融合术。对陈旧性病例，如果因齿状突骨折移位造成颈髓受压时，可自前方经口腔将致压的齿状突切除。

五、枢椎齿状突骨折

（一）致伤机制及分型

因头颈部屈曲（多见）、仰伸及旋转所引起的枢椎齿状突骨折多伴有寰枢关节脱位，而由于暴力突然中止所引起的单纯性齿状突骨折则相对少见。因此，在临床上应注意观察，以防漏诊。其一般分为以下 3 型：

Ⅰ型：系齿突顶部斜形撕裂性骨折，主要由于附着于此处的翼状韧带撕裂所致，较为稳定，因而并发症少，预后较佳。

Ⅱ型：为齿状突腰部骨折，多见，且该处血供不佳，愈合率约 26%，因此手术率较高。

Ⅲ型：为齿状突基底部骨折，骨折线常延及枢椎椎体上部骨质及寰枢关节。但此处骨折较为稳定，如无愈合不良，预后一般较好。

（二）临床表现

与前者临床症状及体征基本相似，以颈痛、压痛、活动受限（尤其是旋颈活动）及双手托头被迫体位等为主。应注意有无伴发脑震荡及其他损伤。不伴有寰枢脱位之病例，一般无颈髓受压症状。但在搬动及诊治过程中，如操作不当亦可能引起不良后果，应注意。

（三）诊断与鉴别诊断

诊断分析：根据外伤史、临床表现及影像学检查结果一般不难做出诊断。在一般 X 线平片及体层摄片检查上，一般均可获得清晰的图像，开口位尤为重要，应按前法摄片。CT 及 MRI 检查不仅有助于显示骨折线，且便于观察寰椎横韧带的状态。读片时应注意骨折移位程度，移位超过 5 mm 者，愈合多延迟。

除需与上颈段其他损伤相鉴别外，主要与先天性齿状突发育不全相鉴别。

（四）治疗要领

非手术疗法：适用于Ⅰ型、Ⅲ型及Ⅱ型中的无移位者。多采用格氏带或颅骨牵引，3～6周后，更换头一颈一胸石膏或 Halo 装置，而后逐渐起床活动。

手术疗法：主要适用于伴有移位之Ⅱ型骨折，或假关节形成及骨折愈合延迟的第Ⅲ型者。新鲜骨折，多选择前路细长螺钉内固定（一根或两根）。陈旧性骨折不愈合者，可行寰枢椎融合术。

第二节　下颈椎骨折脱位

一、概述

第三颈椎至第七颈椎称之为下颈椎，发生于此段的骨折脱位较之上颈段为多，其中以一般的骨折脱位为多见，内有 60%～70%合并有脊髓及脊神经根等受压或受刺激症状。这主要是由于颈椎的稳定性较差，一旦骨关节损伤，易引起椎管的变位及狭窄，以至出现椎管内的神经组织受损。

过伸性损伤近年来成倍地增加，这不仅是由于高速公路与高速行驶车辆的增多，而且主要是由于对此种损伤认识水平的不断提高，使更多的病例得到发现及正确诊断。

与过伸性损伤相对应的过屈性损伤亦不少见，在头颈过屈情况下除可引起上颈椎的各种损伤及下颈段的压缩性骨折外，还可出现脊髓前中央动脉症候群。对此种损伤的认识与及早治疗，是促使脊髓损伤康复的主要措施。

此外，近年来对钩椎关节病的认识已得到普及，过去误认为是交感型颈椎病者，实质上均属此病范围。但对外伤性钩椎关节病并非都有明确的认识，因此，需对其有更全面的了解。

现将上述诸问题阐述于下。

二、致伤机制、分类及病理解剖特点

下颈椎损伤的发生机制不同于上颈椎，但与脊柱其他节段基本相似，由于颈椎活动度大，周围无胸廓及腹腔等保护，因此受伤机会更多，且在致伤机制上有其特殊性，并波及分类及病理解剖等方面，现分述于下。

（一）致伤机制

有多种因素可以造成下颈部骨关节、周围软组织及椎管内神经损伤，视损伤的机制不同，损伤类型亦不一致，并与诊断及治疗关系密切，应加以重视。

直接暴力：火器性损伤和直接撞击。

间接暴力：指作用于头颈及足臀部的暴力纵向传导至脊柱的某一节段，由于压应力的作用而引起骨折（或伴有脱位），并可因暴力的方向不同而分为以下 5 种类型：垂直压缩暴力、屈曲压缩暴力、仰伸牵拉暴力、侧向压缩暴力、旋转压缩暴力。

肌肉拉力：除肌肉本身可引起程度不同的撕裂性损伤外，尚可引起棘突及其他肌肉附着点的撕裂性骨折。但此种损伤在颈椎较为少见。

病理性骨折：当颈椎椎体有肿瘤（以转移性肿瘤为多见）、破坏性炎症及骨质疏松症等时，稍许外力（在正常人不致引起骨质受损）即可招致椎体压缩性骨折。此种情况在临床上易与外伤性者相混淆，应注意鉴别。此外，近年来发现在原有颈椎病的基础上，在外伤时更易引起脊髓损伤，尤以过伸性损伤为多见。

（二）颈椎损伤的分类

视颈部损伤的具体情况不同，各家分类意见不一。例如：依据伤后椎节是否稳定可分为稳定型与非稳定型骨折；视致伤机制不同可分为屈曲型、伸展型、垂直压缩型和直接暴力型等骨折；根据有无脊髓损伤又可分为单纯性颈椎损伤和合并有脊髓伤之颈椎骨折脱位等两型。上述分型虽各有其特点，但与脊柱损伤时的病理解剖特点结合并不密切。因此，我们建议依据外伤后脊柱的病理改变不同而分为以下两大类型。

部分损伤：指脊柱本身的连续性尚未遭受完全破坏者，在临床上又可根据脊柱的稳定性是否受累而分为：

（1）稳定型。指脊柱的稳定性完整者。横突骨折、棘突骨折、椎体轻度和单纯性压缩骨折、急性外伤性颈椎间盘症。

（2）不稳定型。指稳定性虽已受波及，但脊柱的连续性尚未完全中断者。包括椎体压缩性骨折、椎体爆（炸）裂性（粉碎性）骨折、小关节突骨折。

（三）轻型过伸性损伤

指作用力较轻，仅仅引起前纵韧带撕裂、部分椎节分离松弛者。此时椎节虽不稳定，但未造成颈椎椎节的连续性中断。一般多伴有较轻的脊髓症状。

完全损伤：指颈椎椎节之间的连续性完全中断者。多因强大的暴力所致，或暴力的持续时间较长，以致先发生脊柱不完全性损伤，并随着暴力的持续而使受损椎节的移位及破裂范围逐渐增大，最后使椎节的骨骼、韧带及椎管内的脊髓组织等完全受累，小关节松动、移位或呈绞锁状，以致颈椎的连续性中断。此种损伤的病理改变视受累时椎节的体位不同、损伤机制的差异，以及暴力的持续时间不同等而轻重不一。轻者，仅表现为椎节的脱位（多伴有脊髓损伤，个别不伴有脊髓损伤者称之为"幸运损伤"，罕见）；重者不仅椎节局部呈现毁灭性破坏，且易合并其他损伤，以致患者全身情况危笃。颈椎完全性损伤分为以下几类："幸运骨折"脱位、脱位合并截瘫指椎节脱位（包括小关节绞锁或骨折）合并脊髓受压引起不全性或完全性瘫痪者、椎体压缩性骨折伴脊髓损伤、椎体爆裂性骨折、脱位合并脊髓损伤、重型过伸性损伤。

（四）各型骨折之病理解剖特点

过伸性损伤：又称为挥鞭性损伤或脊髓中央管症候群，其主要病理解剖改变包括：前纵韧带及椎节撕裂；椎体前筋膜下血肿；脊髓中央管周围创伤反应；椎板及棘突等损伤。

此外，在以椎体后缘骨赘为主的骨源性颈椎病者，如遇过伸性损伤，即便是十分轻微的外力，其症状却十分严重。主要是由于在仰伸状态下，由于椎管前方有骨性致压物，后方硬膜囊壁及黄韧带向前加压，以致处于中间的脊髓突然受到来自前后双向压应力而加重脊髓受损程度。此时除了过伸性损伤所致的脊髓中央管综合征外，尚伴有明显的前脊髓综合征。在治疗上应尽早施行手术减压及固定融合术。

椎体压缩性损伤：较为多见。当椎体前缘压缩超过垂直径 1/2 时，该节段出现一约 18°成角畸形；压缩 2/3 时，达 25°左右；如椎体前缘完全压缩，则成角可达 40°。因此，被压缩的椎体比例愈多、程度愈重，则角度愈大，并出现以下后果：①椎管矢状径减少；②椎管延长；③降低椎节的稳定性压缩愈多，其稳定性愈差，除因小关节处于半脱位状态外，成角畸形本身就已经改变了脊柱的正常负荷力线，因而易引起椎节失稳；④椎间盘后突约 30%～40%病例伴有相邻椎节的髓核向后方突入椎管，一般为单节。如此则加剧了脊髓受累的程度。

椎体爆（炸）裂性骨折：此种椎体爆裂性骨折的特点是椎体后缘骨折碎片最易进入椎管，且在 X 线片上又不易被发现。

颈椎脱位：由于椎后小关节呈近水平状结构，因而易引起脱位，甚至可不伴有任何骨折。从病理解剖来看，脱位可以分为：屈曲型（骨折）脱位，伸展型（骨折）脱位，单侧小关节旋转脱位及双侧小关节脱位（绞锁）。此类脱位，无论何种类型，除前述个别病例外，一般均伴有脊髓损伤，且多较严重，应引起注意。

其他：包括侧屈型损伤、棘突撕脱性骨折、单纯性小关节骨折及肌肉韧带损伤等，病变大多局限，并发症亦较少，不再赘述。

三、一般类型的下颈椎骨折脱位

自颈 3 至颈 7 的下颈椎骨折脱位包括多种损伤：颈椎椎体楔形压缩性骨折、椎体爆（炸）裂性骨折、颈椎半脱位、颈椎单侧或双侧小关节脱位、颈椎后脱位及颈椎骨折脱位等。其中任何一种损伤均有可能伴发颈髓或脊神经根损伤，一般情况下，与损伤程度成正比，但亦出现明显骨折脱位却无脊髓受损症状者，亦有未发现骨折脱位而出现神经症状的病例。现将各种损伤分述如下。

（一）颈椎椎体楔形压缩性骨折

临床上多见，症状轻，多属稳定型，除少数伴有后方小关节脱位者，预后一般较好。

致伤机制：主要由纵向前屈压缩暴力所致，视椎体前缘压缩程度不同，所引起的局部病理解剖改变亦不一样。轻型者则少有继发性改变，严重压缩者属不稳定型，可引起椎节后方小关节咬合变异（半脱位）及脊髓受牵拉，并可出现脊髓前中央动脉症候群，多见于颈 5、6、7 椎节。

临床表现：除颈椎损伤一般症状外，主要为屈颈被迫体位，抬头困难；并于后方小关节处伴有压痛。如压缩严重或椎管狭窄，或颈椎椎节已有明显退行性病变时，则可出现严重脊髓或脊神经根受累症状。

诊断分析：

（1）外伤史。主要为屈曲纵向暴力所致；侧方楔形压缩者，多因颈椎处于侧弯状态之故。

（2）临床表现。如前所述，以颈部症状为主。

（3）影像学检查。依据 X 线正位及侧位片多可确定诊断。楔形变严重或伴有脊髓症状者，可选用 CT 或 MRI 检查。晚期病例亦可选用脊髓造影（伤后早期不宜选用）。

治疗要领：视损伤程度不同而有所区别。

（1）单纯型。一般稳定型压缩性骨折早期病例，应采用卧床牵引 2～3 周，而后行头-颈-胸石膏固定 4～6 周。

（2）合并脊髓损伤者。先行颅骨牵引，如神经症状恢复，按前法处理。如症状加剧，或部分改善后即停滞不前不再恢复，且于椎体后缘显示有骨性致压物者，可从前路施术切除骨性致压物（多为椎体后缘一部或大部），并行植骨融合或内固定术（近年来以界面固定物为多用）。

（3）合并钩椎关节损伤者。主要见于侧方压缩楔形变之病例，绝大多数患者可通过牵引疗法获得矫正，并缓解对脊神经根或椎动脉的压迫，仅个别病例需行侧前方切骨减压术。

（二）椎体爆（炸）裂性骨折

椎体爆裂性骨折又称之炸裂性骨折，或称为垂直型压缩性骨折。其较前者少见，多属不稳定型，因骨折片易侵入椎管，故截瘫发生率高，应引起注意。

致伤机制：由纵向垂直压缩暴力所致，因此多发生于施工现场及坑道作业时。好发于颈5、6椎体，其次为颈4、7椎体。此时后纵韧带多同时受损，以致骨折片常突至椎管而伤及脊髓或脊神经根。伴有强烈前屈者，其损伤更为严重。

临床表现：除一般颈椎外伤症状外，其主要特征如下：伤情较重；瘫痪发生率高；颈部症状明显。

诊断分析：

（1）外伤史。主要为纵向垂直暴力所致。

（2）临床表现。如前所述，其伤情一般较重，应全面检查。

（3）影像学检查。除常规正侧位X线平片可显示骨折及骨折片移位外，体层片、CT或MRI更有利于对损伤范围、骨折类型、骨折片移位方向、程度及对脊髓的影响等进行判定。

治疗要领：除一般性急救及治疗措施外，分以下4种情况处理：

（1）无脊髓损伤者。宜选用颅骨持续牵引3～5周，而后更换头-颈-胸石膏固定4～6周。

（2）伴不全性脊髓损伤者。在综合疗法（脱水、保持呼吸道通畅等）实施下，先行牵引疗法；如神经症状明显减退或消失，按前法处理；如加重、无改善、或恢复到一定程度即停滞不前时，应采取前路手术切骨减压术，并辅以植骨融合或内固定术。

（3）伴完全性脊髓损伤者。若无更为严重的并发伤，应待病情稳定后及早施术（前路为佳），切除碎骨片、减压及固定术，并恢复颈椎的稳定，以有利于患者的早期活动。

（4）晚期病例。对椎节失稳者，宜行椎节融合术，其中伴有不全性脊髓伤的患者，多需行前路切骨减压术。对完全性瘫痪病例，主要是通过根性减压及上肢手术重建手腕部功能。

此外尚应注意防治并发症，除一般并发症外，主要是肺部坠积性肺炎及褥疮等，应及早加以防治。

（三）颈椎前方半脱位

致伤机制：此种不稳定性损伤实质上是在头颈过屈情况下，引起双侧小关节囊及棘间韧带断裂，上一椎体下方小关节在下一椎体上方小关节面上向前活动，但又未完全绞锁，故称之为半脱位，亦可称之为颈椎前方半脱位，以便与后面所述的后脱位相区别。其多见于头屈位高台跳水及作用于后枕部的其他暴力等。

诊断分析：此种损伤临床上不易诊断，因其不稳定，可随着头颈的仰伸而立即复位，以致被误诊为颈部扭伤等。除可根据外伤史、双侧小关节及棘间韧带处压痛和颈椎前屈受限外，MRI 可显示小关节受损的肿胀、出血及渗出。

治疗要领：此种损伤的临床症状及预后差别甚大，可以从颈后部局限性疼痛到完全瘫痪（后者多见于椎管严重狭窄病例），因此在治疗上应酌情采取相应的措施。对无神经症状者，采用仰颈位颌-胸石膏固定即可。切忌采用手法操作，以防引起严重后果。合并脊髓损伤者，应酌情施以减压及内固定术。对后期不伴有脊髓症状之病例，可按颈椎不稳症处理。

（四）颈椎单侧及双侧小关节脱位

致伤机制：在颈椎轻度屈曲情况下易引起双侧颈椎小关节交锁（跳跃），其属于完全性损伤；而屈曲加旋转暴力则引起一侧性小关节脱位，此在临床上相对少见，亦属不稳定性损伤。视关节脱位后暴力是否继续而对脊髓神经产生程度不同的损伤，椎管宽大者亦可能不受累，此即所谓的"幸运关节脱位"。关节脱位好发于颈4～5及颈5～6。其病理解剖所见除关节脱位（绞锁）外，关节周围的韧带及其他软组织亦同时受累。其中尤以关节囊韧带损伤最重，大部或全部断裂，而前纵韧带及后纵韧带次之，棘间及棘上韧带等亦可有程度不同之损伤。

临床表现：

（1）被迫体位。由于小关节交锁，患者自感头颈被"折断"而呈被迫前屈位，需双手托头，并有弹力性固定征。一侧绞锁者则头颈转向一侧伴前屈。

（2）颈部剧痛。由于关节处于脱位状态，局部拉应力及张应力骤升，以致引起难以忍受的疼痛。单侧者表现为一侧为重，另侧因关节咬合变异亦多有症状。

（3）颈肌痉挛。多较明显，除因关节脱位所致外，与其本身在外伤时肌纤维同时遭受撕裂亦有直接关系。单侧者多表现为患侧颈旁肌痉挛重于健侧。

（4）其他。包括颈部损伤的各种一般症状与体征，均易于发现。合并脊髓和（或）脊髓神经根损伤者，应注意定位及程度判定。

诊断分析：

（1）外伤史。了解有无促使颈椎极度前屈的暴力，在受伤瞬间头颈部有无旋转。

（2）临床表现。如前所述，以颈部剧痛、椎旁肌痉挛及被迫体位为主。

（3）影像学检查。X线平片（正位、侧位及斜位）、体层摄影及CT检查等均易于显示小关节脱位征，判定单侧或双侧亦无困难。伴有脊髓损伤者需作MRI检查，以明确脊髓受损情况。

治疗要领：

（1）单纯性双侧脱位者尽可能利用颅骨牵引，复位后维持重量（1.5～2kg）仰伸位持续牵引3～4周；而后以头—颈—胸石膏再固定3～4周。

经正规牵引后该类患者大多均可获得解剖复位；少数未能复位者（约半数是伤后1周以上者）应行开放复位。术中复位仍困难时，可将上关节突切除而后行植骨融合术或内固定术。

（2）单侧脱位有经验者可在全身麻醉下行手法复位，复位后以石膏固定。但此种操作甚易发生意外，不如在直视下行开放复位加内固定为妥。开放复位失败者可将上关节突切除，使脱位还纳后再行内固定术。

（3）伴随脊髓损伤：原则上行后路切开复位、减压、椎管探查及内固定术。

（4）晚期病例：伤后 3 周以上者，基本上以开放复位为主。术式选择视病情而定，可后路，亦可前路。

（五）颈椎后脱位

十分少见，为严重过伸性损伤类型之一，属完全损伤，多伴有脊髓伤及软组织广泛性损伤，故预后欠佳。

致伤机制：作用于面、额及颏部的暴力，如引起头颈部过度仰伸，当其强度超过前纵韧带之张应力时，则该韧带首先断裂。随着暴力的持续，可引起椎间隙破裂、后方小关节仰伸、关节囊撕裂，以致上节椎体下缘在下节椎体上缘向后滑动而出现典型的颈椎后脱位。由于局部各种组织中脊髓最为娇嫩，因此，当脊髓被嵌压于上节椎体后缘及硬膜囊前壁与下节椎板前缘及黄韧带之间时，甚易引起程度不同的损伤，一般表现为脊髓中央管症候群。如系椎管狭窄者，则可引起脊髓横断性损伤，此种损伤多伴有局部韧带及椎间盘等软组织的严重损伤，因此稳定性差，伤后亦易自动复位。

临床表现：

（1）额面部或颏部损伤：应注意检查，多可发现表皮擦伤、挫伤及皮下血肿等。

（2）颈部损伤：一般症状均较明显。

（3）脊髓损伤症状：约 80%以上病例伴有脊髓中央管症候群的临床症状，即上肢重于下肢的四肢瘫痪、感觉分离及反射异常等。

诊断分析：

此种脱位于损伤后，绝大多数病例立即复位，因此对其诊断主要根据：

（1）外伤史：多为过伸性损伤机制。

（2）临床表现：如前所述，以颈部及脊髓受累症状为主。

（3）影像学检查：X 线平片及 MRI 检查。

治疗要领：

（1）伴有中央管症候群者：以非手术疗法为主。

（2）对有明确致压物者：应酌情手术切除致压物，或通过恢复椎管列线达到减压目的。

（3）椎节严重不稳伴有发作性神经症状者：应先行牵引疗法，待病情稳定后，可酌情行前路或后路植骨融合术或内固定术。

（4）不伴有神经症状者：应卧床，略前屈位牵引 2～3 周，然后再以头-颈-胸石膏固定 3～4 周。

（六）颈椎骨折伴脱位之损伤

指椎体骨折与椎节脱位同时发生者，此种典型的完全性损伤在临床上并不少见，且多伴有脊髓损伤，好发于 $C_{4～5}$、$C_{5～6}$ 及 $C_{6～7}$ 3 个椎节段，为颈椎损伤中的严重型。

致伤机制：常见于屈曲性损伤，即椎体压缩性骨折与小关节脱位几乎同时发生，亦可见于垂直性暴力，在引起椎体爆（炸）裂性骨折的同时，小关节出现半脱位或交锁征。此种颈椎完全性损伤的伤情多较严重，其病理解剖亦较为复杂，且每个病例均有差异，需逐例分析观察。

临床表现：

（1）颈椎损伤的一般症状多较严重。

（2）脊髓损伤。除个别椎管矢状径较宽的幸运损伤外，一般均有程度不同的瘫痪征，且完全性脊髓损伤的比例较高。

（3）并发症多。因伤情严重，常因呼吸肌麻痹等而引起呼吸困难，并继发坠积性肺炎，亦易发生褥疮等，应注意检查。

诊断分析：

（1）外伤史多系强烈外伤所致。

（2）临床表现如前所述。

（3）影像学检查骨折及脱位的判定主要依据 X 线平片及 CT 扫描，但对软组织损伤情况及脊髓状态的判定，仍以 MRI 为清晰，应设法进行。

治疗要领：

除一般非手术疗法及脱水疗法外，尚应注意：

（1）保持呼吸道通畅。尤其是颈 5 椎节以上完全性脊髓损伤者更应注意，宜及早行气管切开。

（2）恢复椎管形态及椎节稳定。通过非手术或手术方式首先恢复椎管的序列线，如此方可消除对脊髓的压迫。要重视牵引在颈椎骨折脱位中的作用。与此同时尚应设法保证受损椎节的稳定，以防引起或加重脊髓损伤。除牵引制动外，可酌情采取前路或后路手术疗法。

（3）切除椎管内致压物。凡经 CT 或 MRI 等检查已明确位于椎管内致压物应设法及早切除，并同时行内固定术。但对全身情况不佳及完全性瘫痪者则可暂缓施术。

（4）促进脊髓功能的恢复。在减压的基础上，尽快消除脊髓水肿及创伤反应，给予神经营养剂及改善血循环药物。对脊髓完全性损伤者，应着眼于手部功能的恢复与重建，包括根性减压（腕部必须有功能保存者）及肌腱转移性手术等。

（5）后期病例。主要是切除妨碍脊髓功能进一步恢复的致压物及功能重建。

四、颈椎过伸性损伤

又称无明显骨折脱位的颈髓损伤。由于高速公路的出现及车速的提高，此类损伤日渐增多，临床经验不足者易漏诊、误诊，应引起重视。伤情较重者大多残留后遗症，尤其是对手部功能的影响较大。本病既往多称为"挥鞭性损伤"，其主要病理解剖改变位于脊髓中央管处，故又名"脊髓中央管症候群"。

（一）致伤机制

其发生机制大多见于高速行驶车辆急刹车或撞车时。此时，由于惯性力的作用，面、颌、额等部遭受来自正前方的撞击（多为挡风玻璃或前方座椅的靠背），而使头颈向后过度仰伸，瞬间，头颈又向前屈，因此，亦易引起屈曲性损伤。此外，来自前方的其他暴力，仰颈位自高处跌下，以及颈部被向上向后方向的暴力牵拉等均可产生同样后果。

此种暴力视其着力点不同，除可造成前节所提及的颈椎后脱位、Hangman 骨折、齿状突骨折伴寰枢后脱位等各种损伤外，其最严重的后果是对脊髓的损害。

在正常颈椎仰伸时，椎管内的脊髓及硬膜囊呈折叠样（手风琴式）被压缩变短。但如果前纵韧带断裂、椎间隙分离，则可使脊髓反被拉长。此时的硬膜囊具有一定的制约作用，在此情况下，如该伤者颈椎椎管较狭窄，则易使脊髓嵌夹于突然前凸、内陷的黄韧带与前方的骨性管壁之中，尤其是于椎管前方有髓核后突或骨刺形成的前提下，此种对冲性压力最后易集中到脊髓中央管处，以致引起该处周围的充血、水肿或出血。如中央管周围受损程度较轻，则大部分病理过程有可能完全逆转痊愈。但如果脊髓实质损伤范围较大，伤情重，一般难以完全恢复，且易残留后遗症。

（二）临床表现

颈部症状：除颈后部疼痛外，因前纵韧带的受累，亦同时伴有颈前部的疼痛，颈部活动明显受限，尤以仰伸（切勿重复检查）时为著，于颈部周围多伴有明显之压痛。

脊髓受损症状：因病理改变位于中央管周围，愈靠近中央管处病变愈严重，因此锥体束深部最先受累。临床上表现为上肢瘫痪症状重于下肢，手部功能障碍重于肩肘部。感觉功能受累，临床上表现为温觉与痛觉消失，而位置觉及深感觉存在，此种现象称之为感觉分离。严重者可伴有大便失禁及尿潴留等。

（三）诊断与鉴别诊断

诊断分析：

（1）外伤史。其发生情况如前所述，多系来自面颌方向的暴力。如患者对事故当时情况记不清，可从患者面颌部有无表皮及皮下损伤判定之。

（2）临床表现。主要是上肢重于下肢的四肢瘫、感觉分离及颈部症状。

（3）影像学特点：

（1）X线平片：外伤后早期X线侧位片对临床诊断的意义最大，应争取获得一张清晰的平片。

（2）MRI检查：对椎间盘突出及脊髓受累程度的判定意义较大，应争取做。

（3）其他：CT 检查对骨骼损伤及髓核脱出的判定亦有一定作用，可酌情选用。注意有无罕见的椎板骨折征。脊髓造影于急性期不宜选用。

鉴别诊断：

（1）脊髓前中央动脉症候群。因两者可在完全相类似的外伤情况下（例如急刹车发生），均出现瘫痪，因而易混淆。

（2）脊髓空洞症。两者的病理解剖改变部位相似，症状类同，故易混淆。但本病一般无外伤史，且 X 线平片上椎体前阴影无增宽征，而 MRI 检查时显示脊髓中央有空洞形成。

（3）急性椎间盘脱出症。因本病发生突然，见于外伤后，且伴有脊髓症状，故需鉴别。但髓核脱出时其外伤并不一定严重，甚至一般的咳嗽即可引起；脊髓受累以锥体束为主，少有感觉分离现象，MRI 检查有确诊意义。

（4）其他。尚应注意与颈椎管狭窄症、脊髓型颈椎病及其他伤患鉴别。

（四）治疗要领

急性期治疗：以非手术疗法为主，除一般治疗措施外，要求注意以下 4 点：

（1）颈部的制动与固定。应及早采用颅骨牵引或 Glisson 带持续牵引，牵引力线略向前屈，一般为 5°～10°，切勿仰伸。牵引重量不宜过重，1.0～1.5 kg 即可。

（2）保持呼吸道通畅。尤其是对损伤平面较高者，应酌情吸入氧气或气管切开。

（3）脊髓脱水疗法。按前述之方法及要求进行，以地塞米松及高渗葡萄糖液为主。

（4）预防并发症及加强肢体功能锻炼。应注意预防坠积性肺炎及褥疮，加强以手部为主的双上肢功能锻炼与康复。

手术疗法：在正规非手术治疗 1～2 周后，若神经症状无明显改善，或虽有改善但进步缓慢者应考虑手术治疗。

后期病例：指伤后 3 周～3 个月来诊者，主要是对颈椎的保护、制动及一般疗法，有手术适应证者，仍需施术切除致压物及扩大椎管矢状径。

晚期病例：指伤后 3 个月以上之病例。除有致压物或椎管明显狭窄需行手术疗法外，一般以肢体（尤以手部）的功能康复及重建为主。

第三节　胸腰椎骨折脱位

一、脊柱的稳定与胸腰椎骨折的分类

胸腰椎是脊柱节段中最长、活动多及负载重的部位，因此也最容易遭受暴力损伤。但从脊柱整体生理功能来看，椎节的稳定性较其活动性更为重要。因此，从分类上来讲，以脊柱是否稳定作为着眼点是每位骨科医师都必须认识的问题。

从生理学上来看，脊柱的稳定性与脊柱的解剖结构及组织学特点直接相关。从二柱理论到三柱理论，均表明波及椎管相邻部位的损伤，尤其是前柱及中柱是否稳定将直接影响椎节的稳定性，因此从病理解剖分类上来看，均应以脊柱的稳定性为基础。

（一）脊柱的二柱及三柱理论

对脊柱骨折分类之前，必须从生物力学角度对椎节稳定性的解剖因素加以探索，其重要性亦将影响到对胸腰椎骨折的诊断、治疗及预后判定。

脊柱的二柱理论：曾风靡 10 年之久的二柱理论是由 Kelly 和 Whiteside（1968）提出的。其将胸腰椎椎节区分为：

（1）前柱。除椎体外，尚包括前纵韧带、后纵韧带及椎间盘等，此为脊柱的实体部分，其主要功能是承重，并通过此柱承受躯体的重量。

（2）后柱。指保护脊髓、构成椎管主要部位的椎弓、椎间关节及其附带的黄韧带、棘间韧带上韧带等，此又称为空心柱。在损伤时是以判定是否累及此空心柱而判定其严重程度。

二柱理论对指导骨折的治疗起到积极的作用，但十余年后，随着 CT 扫描的出现，发理每例脊柱骨折时椎节的受损程度，更多的是取决于椎节矢状面的中部的损伤。因此，突出椎节中部（柱）的三柱理论应运而生。

脊柱的三柱理论：

（1）Denis 的三柱理论。最早的三柱理论是 Denis 于 1983 年提出的。他通过影像学检查，主要是对 400 多例胸腰椎损伤的 CT 扫描分析，建议将椎节区分为前、中、后三柱，并强调中柱的受损类型及移位方向与程度将决定脊髓损伤的严重性。

按照 Denis 的观点，中柱的完整与否是判定椎节稳定与否的主要标准。但事实上，少数不伴有后柱损伤的椎体爆裂性骨折并不一定引起椎节的完全失稳。因此，1984 年 Ferguson 又对其加以补充修正，主要是将前柱中柱的分界线定在椎体的中后 1/3 处，而非原来的 1/2。

（2）Roy－Comille 的三柱理论。鉴于 Denis 的三柱区分有其不足之处，主要是对三柱的划分与临床上所见损伤机制及病理解剖改变有所不同，Roy－Comille、Saillamt 的三柱理论。是将中柱扩大，此既适用于胸椎和腰椎，而且也将颈椎包括在内，将椎节三柱概念区分为前、中、后三部，亦强调中柱损伤即属不稳定型。

脊柱的三柱理论仍有不足之处，主要是由于损伤机制十分复杂，所造成的损伤类型也千奇百怪。但不管如何，波及中柱的损伤，原则上都应将其视为不稳定型，尽管有个别例外。这是每位骨科临床医师都必须牢记的。

视胸腰椎骨折的类型不同，其诊断与鉴别诊断亦有较明显区别。

（二）胸腰椎骨折的分类

胸腰椎骨折的特点：

（1）受损部位较为集中。胸腰椎骨折不同于颈段，其骨折脱位较为集中在活动度大，既是胸椎后凸与腰椎前凸的转折点，又是胸腰椎交接处的 $T_{11}\sim L_2$，尤其是 $T_{12}\sim L_1$ 更为集中。而上方 $T_1\sim T_{100}$ 和下方的 $L_3\sim$ 骶段的发生率则十分低。

（2）分类较复杂。主要由于暴力不同所引起的损伤类型较多，加之对脊柱三柱的影响不同，脊髓和（或）脊神经根受累程度的差异，而使分类意见不一。

（3）并发伤多。能够引起胸腰椎骨折的暴力大多强度大、速度快、质量重，因此易同时伴有颅脑或胸部损伤，在诊断时应注意。

（4）胸椎骨折并发脊髓损伤的发生率高。由于胸椎椎管矢状径小，因而胸椎椎节一旦发生骨折或脱位，其脊髓受损率可达 50%以上，尤以椎体爆裂性骨折为著。但所幸的是 $T_1 \sim T_{10}$ 节段受伤率较低。

（5）治疗上较复杂。由于其解剖部位特殊，具有大梁之称的胸腰段在治疗上较颈椎更为复杂、多样和多变。

胸腰椎骨折的分类：国内外意见不一致，饶书城提出将该段骨折分为屈曲压缩骨折、爆裂骨折、屈曲牵张型损伤、屈曲旋转型骨折脱位和剪力型骨折等 5 种类型。胥少汀则提出按照损伤机制（受力方向）将其分为屈曲损伤、后伸损伤、侧屈损伤、旋转损伤、垂直压缩损伤和剪力性损伤等 6 种分型。此外唐天驷、张光铂等学者均提出相应的分类标准，各有不同侧重。

笔者认为，脊柱的三柱理论已为大多数临床医师所接受，在三柱中如果有两柱受累，椎节的稳定性即受到影响。因此笔者建议仍应以脊柱的三柱理论为依据将其分类。

（1）稳定性损伤。即三柱中有前中或中后两柱完整者。

（2）不稳性损伤。指三柱中有二柱以上遭受破坏者。但亦有人主张单纯中柱受累者，亦应将其视为不稳定性者，此当然是从强调中柱的重要性出发，但事实上，除非是火器伤，一般若中柱受累，前柱或后柱必然要有一柱伴发，否则，从致伤机制来看是难以成立的。

二、稳定性胸腰椎骨折

胸腰椎稳定性骨折较不稳定性骨折各型相对为多见，尤其随着老龄社会的出现，伴有骨质疏松症的椎体压缩性骨折发生率日益增多，但脊髓损伤伴发率明显为低。临床上常见的有以下 3 种类型。

（一）胸腰椎椎体单纯性、楔形压缩性骨折

为临床上最为多见的类型，多由高处落下臀部或足跟部着地所致，故易伴发跟骨或胫腓骨骨折。此类骨折好发于 T_{11}～L_2，尤多见于 T_{12}～L_1。此外骨质疏松者轻度外伤亦可引起，以更年期女性多发，其部位常在腰以下，可能与负载强度大有关。破伤风或其他原因引起躯干肌群痉挛收缩者，亦可引起。

致伤机制：主因屈曲纵向暴力所致，前柱压缩而中柱及后柱不变。

临床表现：主要表现为伤处局部的疼痛、压痛、棘突隆起及传导叩痛等。因局部出血及防御性反射作用，双侧腰肌多呈痉挛状，且伴有腰部活动受限，局部血肿者少见。

诊断分析主要依据：

（1）外伤史。可轻重不一，尤以更年期妇女及老龄患者为著。

（2）临床特点。棘突压痛及传导痛具有诊断及定位意义。

（3）影像学检查。于 X 线平面上可清晰显示椎体压缩性改变及其压缩程度。多数病例椎体前缘压缩为 1/4～1/2，因此，后方小关节多无明显脱位，片上可显示关节咬合变异，对脊柱稳定性影响不大。如压缩超过椎体的 1/2，椎节后方小关节呈半脱位时，则应视为不稳定型中的另一分型。因为不波及椎管，一般无需 CT 或 MRI 检查。

治疗要领：对一般病例原则上以非手术疗法为主，对陈旧性损伤、骨折未行复位者，以功能锻炼及理疗为主，仅个别病人因后方小关节损伤性关节炎需行融合术治疗。

（二）横突骨折

多见于腰椎，一般为一侧性，可单发或多发。

致伤机制：多因腰部突然侧屈致伤，自楼上跌下时常见。此时由于附着其上的肌肉强烈收缩而将横突撕裂。一般移位较轻。以第三腰椎横突为多发。

临床表现和诊断分析：主要为腰椎患侧部压痛及向健侧弯腰活动受限。局部肿胀较轻，且难以与对侧比较。传导叩痛阴性。

主要依据：病史及临床所见。X 线正位片可显示骨折部位及移位情况。

治疗要领：卧木板床休息 3～4 周，或上石膏腰围逐渐下地活动，痛消后加强腰背肌锻炼。移位者多可自动复位，一般无须手术复位及内固定。

（三）棘突骨折

多因直接暴力或腰椎过猛前屈或突然仰伸所致。诊断主要依据为：

外伤史特点：多因突发暴力所致。

临床表现和诊断分析：患者多呈直立状体位，拒弯腰。棘突处显示肿胀，压痛明显，但少有传导叩痛。腰部前屈明显受限，后伸尚可。

除病史及临床症状外，于 X 线侧位片上可显示骨折线，但很少有移位者。

治疗要领：卧木板床休息 3～4 周后，上石膏腰围下床活动，并加强腰背肌锻炼。骨折块移位明显者，可试以手法复位，仅个别情况下需开放复位及钢丝内固定（或切除）。

三、不稳定性胸腰椎骨折脱位

临床上虽较前者相对少见，但治疗上复杂，各型之间差异较大，应引起重视。

（一）椎体爆（炸）裂性骨折

在胸腰椎骨折中并非少见，且其后果严重而为大众所重视，脊髓损伤伴发率最高，其诊断特点如下：

致伤机制：主要是与脊柱平行暴力所致；此时脊柱多处于直立状态，当椎体突然遭受上下挤压暴力时，椎体上方或下方，或上下终板破裂，并随着外力的持续而使椎体呈爆（炸）裂状，以致椎节的前柱与中柱均遭破坏，此时椎体后缘的碎骨片（块）易向压力较低的椎管方向移位而引起脊髓损伤。可以同时伴有旋转移位，或是表现为一侧为重的侧型粉碎性骨折，此时根性症状较为明显。

临床特点和诊断分析：具有典型的脊椎骨折临床表现；疼痛剧烈，不敢活动身躯，传导叩痛阳性。约半数以上病例伴有脊髓受损症状，其程度从不全性瘫痪到完全性瘫痪。

诊断主要依据：

（1）外伤史。以垂直纵向暴力多见。

（2）临床表现。较一般脊柱骨折为重，且多合并脊髓受累症状。

（3）影像学改变。X线平片可清晰地显示骨折线及其移位情况，可作为明确定位诊断。此外，尚应判定碎骨片（块）侵入椎管的深度及范围。对难以判定者，应常规行CT扫描或断层摄影。

治疗要领：按下述疗法酌情处理：

（1）非手术疗法。对椎体压缩在1/3左右（以不超过1/2为限）不伴有脊髓症状者，可先试以腰部垫一软枕、再改为悬吊牵引3～5天，拍片证实骨折已复位，可采用伸展位石膏背心固定3～4个月，并辅以腰背肌功能锻炼。治疗中如出现脊髓刺激或受压症状时，应改用手术疗法。对年迈者亦可采取卧床休息疗法。

（2）手术疗法。种类较多，视病情、各位医师的习惯及具体情况不同可选择相应的手术入路及术式。

（二）椎体严重楔形变并伴有小关节半脱位者

此型又名屈曲（旋转）型骨折脱位，亦为临床上较为严重的类型，但较前者为轻。

受伤机制：当椎体突然遭受压缩暴力，由于椎节前柱楔形变而使椎节的中部（柱）及后部（柱）受到牵张应力的作用而呈现分离状，此时三柱均遭破坏。如同时伴有旋转暴力，则椎节出现相应的轴向移位。此时前纵韧带及后纵韧带多相继断裂，并引起脊髓损伤。以胸11～腰2段为多发，因此圆锥及马尾损伤率很高。

临床表现和诊断分析：与前者基本相似，局部症状多较明显，疼痛剧烈常难以忍受。如圆锥或马尾损伤，则导致大小便功能障碍，并伴有鞍区感觉丧失。

主要依据外伤史、临床所见及影像学检查，包括X线平片及CT扫描，后者主要是判定骨块移位部位及方向。

治疗要领：基本原则与前者一致。对椎节明显不稳的病例，亦可在伤后3～5天行开放复位内固定术，以后路手术为主，多选用椎弓根技术。

（三）伸展型骨折

又名后伸骨折，此型虽较屈曲型明显为少见，但因其发生机制特殊，若早期处理不当，或误将其作为屈曲型处理，则后果适得其反。临床上时有发生，必须注意。

致伤机制：除跳水运动外，大多系高处跌下时中途遇有障碍物阻挡所致。注意追问病史，大多可获得详情。

临床表现和诊断分析：椎节局部疼痛及压痛十分明显，且多伴有脊髓刺激或受压症状，尤以感觉障碍为甚。局部肿胀清晰可见，有些可发现血肿或皮肤擦伤、挫伤。

主要依据仰伸状受伤机制、临床特点及影像学检查。X线拍片除正、侧位片外，应加拍左、右斜位及点片，以判定骨折征。对有脊髓神经刺激症状者，应及早行CT扫描或MRI检查。

治疗要领：卧木板床休息5～7天后行石膏背心或Boston支具外固定。因无神经症状者，一般无须开放复位及内固定。

（四）Chance 骨折

又称之为屈曲牵张性骨折，多见于高速公路安全带遇急刹车时上身突然前屈所致。近年来临床上常遇见此种骨折，亦可将其视为屈曲型骨折的一个特殊类型。

致伤机制：以高速公路上交通事故为多发，大多在撞车的瞬间乘员身体上部急剧向前移位及屈曲。此时以椎节的前方（柱）为枢纽，后柱韧带或棘突受牵张力作用而破裂，并延及中柱，亦可达前柱处。典型的Chance骨折的骨折线是从后向前，由棘突开始，经椎板、椎弓根达椎体。非典型者，其损伤是棘突上韧带先破裂，而后棘间韧带、黄韧带、后纵韧带乃至椎间隙完全断裂。

临床特点和诊断分析：与一般胸腰椎屈曲型骨折相似，椎节局部症状明显，可伴有脊髓受累症状，但发生率较低，且程度较轻。

根据致伤场所及机制、临床特点及影像学所见不难以做出诊断。一张清晰的 X 线侧位片即可明确受损部位及椎节分裂程度。伴有脊髓症状者，应行 CT 扫描或 MRI 检查。

治疗要领：原则上按照椎体屈曲压缩性骨折处理。

（五）椎节骨折脱位

又称剪力型脱位或小关节骨折伴椎节脱位。为强烈暴力所致的重型损伤。

致伤机制：多为与脊柱纵轴垂直之强烈暴力所致，以矿山施工现场及交通事故（碾压伤）为多见。以致椎节前后或侧向移位多在 20%以上，亦有 100%之错位，此时脊髓或马尾神经多被撕断。

临床特点和诊断分析：体检时可发现椎节移位，并于皮下可触及向浅部移位的椎节骨性突起，并多伴有较严重的脊髓或马尾损伤症状。胸腰椎或骨盆损伤伴发率高，因此全身情况及创伤反应较重，应注意病情变化。

一般多无困难，应注意及早发现伴发伤。

治疗要领：一般多需及早开放复位加内固定术，并酌情对椎管施以减压或椎管成形术。

（六）椎弓根峡部骨折

大多系慢性应力所致，亦有部分病人突发于举重、肩部负荷过重或跳跃情况下。一般多为双侧性。

致伤机制：除先天性、退变性及慢性劳损性外，外伤所致者多在双手或上身负重情况下，腰部突然后伸产生应力而造成椎弓根崩裂。

临床表现和诊断分析：主要见于下腰椎，以腰 5 及腰 4 为多发。急性期于棘突旁有压痛、叩痛及传导痛，且伴有明显的活动受限。合并有椎体滑脱者，则出现短腰畸形。

除外伤史及临床特点外，主要依据 X 线平片确诊。并注意与非外伤性者鉴别。急性期在侧位片上显示骨折线，斜位片更为明显。后期则于斜位片上显示"狗颈部戴项圈"征。椎体滑脱程度则需依据侧位片而定。

治疗要领：急性期时应卧床休息 2～4 周，而后上石膏裤固定 8～10 周。有椎体滑脱者（应属不稳定型），需行闭合复位（牵引或悬吊）+外固定或开放复位+内固定术。当前以界面固定及椎弓根钉为理想。

四、胸腰椎骨折合并脊髓损伤的诊断及治疗原则

（一）胸腰椎骨折合并脊髓损伤的诊断

胸腰椎骨折合并脊髓损伤的分类：

（1）脊髓震荡。系脊髓的传导功能暂时性丧失，脊髓实质在光镜下无明显改变或有少量渗出甚至出血，伤后早期临床表现为损伤部位以下运动、感觉和内脏的麻痹，是不完全性瘫痪。24 小时以内开始恢复，一般在 3～6 周间完全恢复。

（2）脊髓损伤。指碎裂的骨折块、突出或破裂之椎间盘和韧带造成脊髓的挤压、挫裂及出血。又可分为：不完全性脊髓损伤；完全性脊髓损伤。

（3）脊髓和马尾神经损伤。T_{10}～L_2 段的脊柱骨折脱位常合并脊髓马尾神经损伤。

（4）马尾和神经根损伤。L_2 以下骨折脱位可损伤马尾神经根，但由于腰椎椎管口径较大，所以马尾神经损伤机会相对较少，完全性损伤表现为损伤平面以下运动、感觉、反射完全消失，大小便失禁，呈松弛性麻痹。

胸腰椎骨折合并脊髓损伤的诊断：

（1）临床判定。除脊柱本身损伤外，须全面、仔细检查脊髓神经功能情况，根据感觉运动功能障碍范围、反射改变及肛门括约肌、膀胱功能确定脊髓损伤平面。

（2）影像学判定。X 线摄片可明确骨折脱位情况，CT 及 MRI 检查可判别脊髓受压情况及损伤的部位、范围及程度，并有利于治疗方案的选择。

（二）胸腰椎骨折合并脊髓损伤的治疗要领

基本治疗要领：

（1）尽早处理。对每例脊髓受损者，均应尽早处理，以伤后不超过6小时最为理想，如此则可减轻脊髓的继发性损害。

（2）减压彻底、稳妥固定。对脊髓的任何轻微压迫均可引起严重的后果，应设法消除来自外方的压力。之后采取有效的内固定术制动。可酌情选用相应术式。

（3）恢复椎管形态。早期通过闭合复位或手术疗法，晚期则多需以手术方式恢复与重建椎管的形态，如此既达到消除对脊髓压迫的目的，又符合解剖要求。

（4）预防并发症。无论是早期或晚期，均应设法积极预防由于脊髓受损而易发生的各种并发症，其中多见的有：坠积性肺炎、褥疮、血栓性静脉炎、深部血栓形成、尿路感染、膀胱结石、骨化性肌炎及关节畸形等。

脊髓完全性损伤的治疗：预后不佳，目前尚无有效措施使脊髓功能获得有效的恢复。

脊髓不全性损伤的治疗：

（1）基本要求：视脊髓损伤的程度不同，在处理上亦差异较大。

①以非手术疗法为主：尤其是受伤椎节较为稳定、且以脊髓刺激症状为主者。具体操作与无脊髓损伤者相似。一般无须悬吊牵引，仅平卧硬板床即可，给予预防脊髓水肿疗法，并预防其他并发症等。

②对椎节严重不稳者：需行减压、椎管重建及椎节稳定术，并选用相应的内固定技术。

③晚期病例：由于椎节的骨折脱位大多已形成骨性愈合连接，患节较为稳定，此时应以功能锻炼及康复为主。但如果该患者脊髓症状恢复到一定程度停滞不前，不再继续恢复，经CT扫描或MRI检查证明椎管内有骨性致压物者，则应行减压术。其中致压物90%以上位于椎管前方椎节处，故多需行"胸腰椎椎管次全环状减压术"。

（2）胸椎骨折合并不全性脊髓损伤处理特点：

①易造成脊髓完全性损伤：由于胸椎椎管狭小，有效空间有限，椎节的

稍许移位就会加剧脊髓受损程度，尤其是严重的不全性脊髓损伤。因此无论何种疗法，在选择及操作上均应以维持椎节稳定为主。

②椎间盘后突多发：在胸椎外伤情况下，椎间盘后突及椎体后上缘骨折是引起脊髓损伤的主要原因之一。在诊断及手术疗法选择上应注意这一点。

③不宜单纯选用后路减压术：由于骨性或软骨性致压物大多来自椎管前方，因此，传统的、单纯的椎板切除减压术常常难以奏效。如前路减压施术困难，至少应采取通过椎管侧壁、以切除椎管前方骨性致压物为目的的次全环状减压术。

（3）腰段骨折合并马尾损伤的处理特点：

①重建椎节的稳定：腰段椎节下方衔接骶椎及骨盆，上端承接胸腰段以上的负载，因此该段的稳定亦具有重要意义，而且也是马尾功能恢复的基本条件。因此，凡是不稳定型骨折，非手术疗法无效者，应及早予以内固定（加植骨）术。

（2）酌情修复损伤的马尾神经：在减压术中发现马尾断裂者，因其介于脊髓与周围神经之间，因此可酌情将其缝合，或交叉缝合，以求改善支配区功能。

第四节　颈椎间盘突出症

往往是指急性颈椎间盘突出，病人有明确的外伤史。发病年龄在 30～40 岁左右，较颈椎病年龄为轻。因颈椎受到外伤，变性的颈椎间盘破裂，髓核就从裂隙处突出。有些是以截瘫为首发症状的。过去所谓颈椎鞭索性损伤的病人，其中有相当一部分是急性颈椎间盘突出，在今天有了 CT 及 MRI 就可以明确椎间盘突出和脊髓的损伤情况。颈椎间盘突出症的临床表现与治疗原则和颈椎病相似，但较少累及椎动脉或交感神经。急性突出对脊髓的损伤较重，目前主张早期应用甲基强的松龙冲击疗法（第一个 24 小时 1.5～2g 静脉滴注），且宜早日手术，手术以前路减压为主。

第五节　腰椎间盘突出症

一、概述

腰椎间盘突出症是指腰椎间盘发生退行性变以后，在外力作用下，纤维环部分或全部破裂，单独或连同髓核、软骨终板向外突出，刺激或压迫窦椎神经和神经根引起的以腰腿痛为主要症状的一种病变。腰椎间盘突出症是骨科的常见病和多发病，是腰腿痛最常见的原因。美国医生 Barr 和 Mixter 首先于 1932 年提出腰椎间盘突出是引起腰腿痛的原因，现在则认为，大多数腰痛合并坐骨神经痛是由腰椎间盘突出症引起。

一般认为腰椎间盘突出症是在椎间盘退变的基础上发生的，而外伤则常为其发病的重要原因。髓核的退行性变最早发生在 20 岁之前，由于髓核含水量减少及纤维环过度经受外力变弱，较易发生髓核突出。椎间盘反复承受挤压、屈曲和扭转等负荷，容易在椎间盘受应力作用最大处，即纤维环的后部由里向外产生裂隙。退变和积累性损伤的纤维环进一步破裂，已变性的髓核组织由纤维环软弱处或破裂处突出。纤维环损伤本身可引起腰痛，而突出物压迫神经根或马尾神经，引起放射性痛，故有腰痛和放射性下肢痛以及神经功能损害的症状与体征。

腰椎间盘突出症引起神经症状的机制主要有：①机械受压学说及化学性神经根炎学说。机械性刺激及化学性神经根炎共同作用，导致神经根内缺血、水肿、纤维化及脱髓鞘等损伤，继而致其功能改变，出现肌无力及感觉下降等神经功能减低、疼痛等感觉过敏的临床症状和体征，机械压迫神经根是引起腰腿痛的主要原因。②椎间盘自身免疫学说。椎间盘髓核组织是体内最大的、无血管的封闭结构组织，与周围循环毫无接触，其营养主要来自软骨盘的弥散作用，故人体髓核组织被排除在机体免疫机制之外。当椎间盘损伤后，髓核突破纤维环或后纵韧带的包围，在修复过程中新生血管长入髓核组织，髓核与机体免疫机制发生密切接触，髓核基质的糖蛋白和β-蛋白质便成为抗原，机体在这种持续的抗原刺激后，免疫反应因此而产生。

二、诊断思路

（一）病史要点

腰椎间盘突出症的主要症状为腰腿痛，由于不同部位、不同程度的腰椎间盘突出压迫不同部位和不同程度的神经根和马尾神经，因此，其临床表现差异很大。典型的腰椎间盘突出症诊断较容易，复杂和少见的则较为困难。

（二）查体要点

（1）步态：腰椎间盘突出症的患者行走时往往显得躯干僵硬，上身前屈，臀部歪向一侧，不能正常迈步和负重。腰椎间盘突出症患者症状较明显时，行走及转身较缓，姿态拘谨。

（2）脊柱姿势改变：腰椎间盘突出后约有 90% 以上的患者有不同程度的功能性脊柱侧凸，多数凸向患侧，少数凸向健侧，主要视突出物与神经根的关系而定。侧凸能使神经根松弛，减轻疼痛。如果突出物在神经根前外侧时，脊柱则凸向患侧；突出物在神经根内侧时，脊柱则凸向健侧。侧凸是减轻突出物对神经根压迫的一种保护性措施。

（3）局部压痛及放射痛：腰椎间盘突出症患者的压痛点多在病变间隙的棘突旁距后正中线约一横指，为深压痛。深压此痛点可向臀部及下肢沿坐骨神经分布区域放射。此点对诊断有重要意义，往往在 $L_{4\sim5}$ 椎间盘突出时较为明显。

（4）腰部活动度：腰椎间盘突出症患者腰椎活动均有不同程度的受限，有的可完全受限，后伸受限程度较腰椎前屈、侧屈、旋转稍多见。

（5）下肢肌肉萎缩：腰椎间盘突出症属于下运动神经元受到损害，因此，相应神经根所支配的肌肉皆可有不同程度的肌萎缩。

（6）神经系统检查：$L_{3\sim4}$ 椎间盘突出（L_4 神经根受压）时，可有膝反射减退或消失，小腿内侧感觉减退。$L_{4\sim5}$ 突出（L_5 神经根受压）时，小腿前外侧足背感觉减退，踇趾背伸张力常有减退。L_5、S_1 椎间盘突出（S_1 神经根受压）时，小腿外后及足外侧感觉减退，有足跖屈及屈蹰无力，跟腱反射减退或消失。神经压迫症状严重者患肢可有肌肉萎缩。

如突出较大，或为中央型突出，或纤维环破裂髓核碎片突出至椎管者，可出现较广泛的神经根或马尾神经损害症状，患侧麻木区常较广泛，可包括髓核突出平面以下患侧臀部、股外侧、小腿及足部。中央型突出往往两下肢均有神经损伤症状，但一侧较重；应注意检查鞍区感觉，常有一侧减退，有时两侧减退，常有大、小便失禁，性功能障碍，甚至两下肢部分或大部瘫痪。

（7）坐骨神经牵拉试验，具体检查方法如下：①直腿抬高试验：由于个人体质的差异，该试验阳性无统一的度数标准，应注意两侧对比。患侧抬腿受限，并感到向小腿或足的放射痛即为阳性（注明抬高角度），此点对诊断有较大价值。②直腿抬高加强试验（Bragard 征）：在直腿抬高的基础上减少抬高角度，至无疼痛引出时，将踝关节用力被动背伸，诱发或加重根性疼痛为阳性。③屈髋伸膝试验（Lasegue 征），屈髋屈膝 90°，将膝逐渐伸直，出现根性放射痛为阳性。

（8）仰卧挺腹试验：患者仰卧，做挺腹抬臀的动作，使臀部、背部离开床面，使腹压和椎管内压力升高，出现患肢放射痛即为阳性。

（三）辅助检查

（1）常规检查：X 线平片；CT；MRI。

（2）特殊检查：脊髓造影；此外，还包括电生理检查、超声及脑脊液检查等，可酌情选用。

（四）分型

根据腰椎间盘突出症髓核突出的位置、程度、方向、退变程度与神经根的关系及不同的影像学检查，有多种分型方法，至今无统一标准。有：病理分型；位置分型；根据神经根与突出椎间盘的关系分型：肩上型、肩前型、腋下型；依据形态分型：凸起型、破裂型和游离型。

（五）诊断标准

依据综合临床病史、体征和影像学检查作出腰椎间盘突出症的诊断。

（六）鉴别诊断

腰椎管狭窄；腰椎结核；脊柱肿瘤；椎管内肿瘤；劳损；腰椎滑脱；梨状肌综合征。

三、治疗措施

（一）保守治疗

1. 保守治疗的适应证包括：
①初次发病，病程较短。②症状及体征轻微。③特殊检查发现突出较小。④由于全身性疾病，不能施行手术。⑤不同意手术的患者。

2. 非手术治疗

（1）卧床休息、过伸性腰背肌功能锻炼和腰部支具限制弯腰活动，适用于症状较轻的患者。

（2）药物治疗：可选用非甾体止痛药物、肌肉松弛、镇静药物，也可应用舒筋活血的中药制剂。

（3）牵引、按摩、推拿疗法；

（4）硬膜外类固醇注射疗法。

（二）手术治疗

1. 手术指征

（1）病史较长，经正规非手术治疗无效或复发，严重影响患者工作和生活。

（2）神经损伤症状明显、广泛，甚至继续恶化，疑有椎间盘纤维环完全破裂、髓核碎片突出至椎管者。

（3）合并有较重的腰椎管狭窄，合并腰椎峡部不连及脊椎滑脱者，较重的退变性滑脱、节段性失稳者。

（4）有大、小便功能障碍等马尾神经综合征患者。

2. 手术方法

（1）椎板间开窗是显示椎间盘突出的主要方法。

（2）用显微外科技术摘除腰椎间盘，国内外已有较多报道，此种手术的优点是皮肤切口短，软组织损伤少，脊柱稳定性好、恢复快，但存在着显露不充分、视野有限和椎间盘摘除不彻底等问题，应用较为局限。

3. 术后康复治疗

多年来未予重视，患者治疗后，肌肉长期得不到锻炼，从而导致腰椎间盘突出症的复发。非手术治疗后，患者症状缓解后应立即着手肌肉的锻炼，间接减压术，尤其是椎间盘直接摘除术后第 2 天即应开始行直腿抬高练习，练习不同体位下的休息，练习腰背肌肉的功能。在 3 周内尽量以卧床为主，少下地直立行走为宜，主要活动及练习在床上进行，3 周后可正常下地行走及活动，但 3 个月内应避免体力劳动。